PERFECT
MASTER

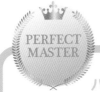

歯科国試
パーフェクトマスター

口腔組織・発生学

中村浩彰　著

第**2**版

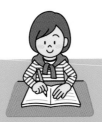
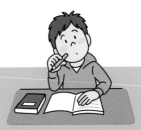

医歯薬出版株式会社

執筆者

松本歯科大学口腔解剖学講座

中村浩彰

本書中のマークの見方

Check Point	：	各章の最も大切な項目
よくでる	：	歯科医師国家試験に頻出の内容
CHECK!	：	必ず押さえておきたい重要ポイント
	：	大切なキーワード，キーポイント
	：	理解を助ける補足
コラム	：	著者からのアドバイス

This book was originally published in Japanese
under the title of :

SHIKAKOKUSHI PĀFEKUTOMASUTĀ KŌKUSOSHIKI HASSEIGAKU
(Oral Histology and Embryology for National Board of Dental Examination)

NAKAMURA, Hiroaki

   Professor, Department of Oral Histology
   Matsumoto Dental University

© 2017　1st ed.
© 2022　2nd ed.

ISHIYAKU PUBLISHERS, INC.
   7-10, Honkomagome 1 chome, Bunkyo-ku,
   Tokyo 113-8612, Japan

はじめに

　私が学生だった頃は，組織学・口腔組織学・発生学は病理学や臨床歯科医学を理解するための教養的要素が強く，歯科医師国家試験での組織学関連の出題数は今ほど多くなかったと記憶しています．近年，CBTや国家試験でも歯科基礎医学の問題が出題されるためか，学生さんの歯科基礎科目に対するモチベーションは上がっているように感じます．

　このたび，令和5年版歯科医師国家試験出題基準改定を踏まえて，『歯科国試パーフェクトマスター　口腔組織・発生学』を改訂いたしました．本書は，重要ポイントを簡潔にまとめ，カラーの組織像や模式図を多く用いて，学生さんがわかりやすいようにという編集方針に基づいて執筆されております．今回の出題基準改定において，歯科基礎医学領域での大幅な変更はありませんでしたが，最近の国家試験問題に関連する内容，画像などを加えております．コラムでは，細かいことにとらわれるのではなく，大きくとらえると理解しやすいというところを解説しました．多くの学生さんは歯科基礎医学の講義を2年生で受けており，CBTや国家試験受験前には忘れていることもあると思います．私は，本書を基本的知識の確認・整理に利用してほしいと思っています．もし，自分自身で理解不足と感じる項目があったら，教科書等で理解するよう努めてください．

　歯科医師国家試験出題基準をみると，解剖学，組織学，生理学，生化学の知識を統合して理解することを要求していることがわかります．歯科を受診する患者さんには内科的疾患をもつ方も多く，歯科治療を行う際に，全身状態を踏まえて治療を行わなければならないことと関連しているのだと思います．組織学・口腔組織学・発生学はさまざまな分野を橋渡しする科目です．基礎歯科医学と臨床歯科医学を関連づけて，自分の中でイメージしながら知識を整理していくと，応用力を身につけることができます．本書が皆さんの学修の役に立つことを願っております．

　本書のいくつかの組織像は大阪医科大学・平田あずみ准教授，松本歯科大学・佐原紀行元教授にご提供いただきました．深く感謝申し上げます．

2022年6月　　　　　　　　　　　　　　　　　　　　　　中村浩彰

歯科国試パーフェクトマスター

口腔組織・発生学 第2版 目次

Chapter 1

上皮組織

Check Point

・上皮の形態学的分類と存在部位を説明できる.

・細胞間，細胞基質間接着装置の種類と機能を説明できる.

・腺の分泌様式を説明できる.

Ⅰ．上皮の形態学的分類

A 単層上皮

1）単層扁平上皮

扁平な細胞が1層に並んでできている上皮.

ex. 胸膜腔，腹膜腔の内面，血管やリンパ管の内面

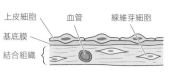

単層扁平上皮

2）単層立方上皮

立方状の細胞が1層に並んでできている上皮.

ex. 腎臓の尿細管

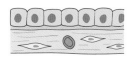

単層立方上皮

3）単層円柱上皮

円柱状の細胞が1層に並んでできている上皮.

ex. 消化管の内面（胃，小腸）

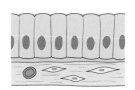

単層円柱上皮

B 多列上皮

1）多列線毛上皮

　背の高い細胞と低い細胞が1層に並んだ上皮であるが，核の高さが異なるために組織像では2層以上にみえる．また，細胞頂部に線毛をもつ．

　ex. 気道の内面（鼻腔，副鼻腔，気管）

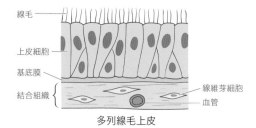

多列線毛上皮

C 重層上皮

1）重層扁平上皮 よくでる

　数層の上皮細胞が重なってできており，表層に向かって徐々に扁平な細胞になっている．

　ex. 皮膚，口腔，食道

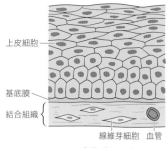

重層扁平上皮

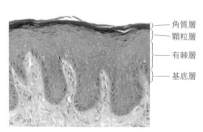

重層扁平上皮の組織像

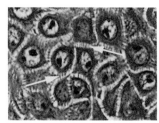

有棘層の拡大像

（第105回歯科医師国家試験）
棘状の構造（矢印）にデスモゾームが存在する．

D 移行上皮

上皮形態が機能に応じて移り変わる上皮.

ex. 泌尿器系（尿管，膀胱）

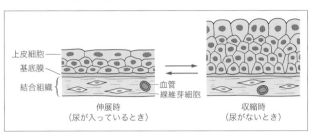

移行上皮の形態の変化

 コラム：上皮の形態学的分類の考え方

　上皮の形態学的分類は原則をとらえるとよい．皮膚や口腔などの機械的刺激を受ける部位は重層扁平上皮，消化管は単層円柱上皮，気道系は多列線毛上皮，尿の有無で上皮形態が変化する泌尿器系は移行上皮というように機能と結びつけて理解しよう．また，原則から外れるものとして，機械的刺激を受ける食道，直腸下部や喉頭蓋，声帯は重層扁平上皮というように考えるとよい．

Ⅱ. 細胞間，細胞基質間接着装置 よくでる

1）タイト結合（密着帯）

細胞膜同士を密着させて分子が細胞間を通過しないようにする.

2）アドヘレンス結合（接着帯）

細胞内でアクチンフィラメントと結びついて細胞間接着を強固にする.

3）デスモゾーム（接着斑）

細胞内で中間径フィラメントと結びついて細胞間接着を強固にする.

4）ギャップ結合

細胞間でイオンや低分子物質が通過できる.

5）ヘミデスモゾーム

中間径フィラメントと結びついて細胞基質間接着を強固にする.

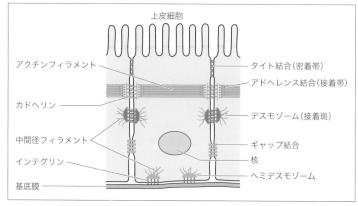

細胞間接着装置の模式図（宇田川，2017[13]）より改変）

Ⅲ. 基底膜（basal lamina）

A 機能

①上皮と結合組織を結びつける→ヘミデスモゾームを形成する.

②物質透過に対するフィルター.

　ex. 腎臓の糸球体

B 構成成分　よくでる

1）ラミニン

細胞接着に重要な RGD 配列をもつ.

2）Ⅳ型コラーゲン

基底膜特有のコラーゲン.

3）パールカン

ヘパラン硫酸プロテオグリカンの一種.

Ⅳ．腺

A 分類

1）外分泌腺

分泌物を体外または管腔へ放出する．

2）内分泌腺

分泌物を結合組織（基底膜）の方向へ放出する→放出されたものは血管に入って全身を回る（＝ホルモン）．

B 分泌の様式

1）漏出分泌（エックリン分泌）

細胞膜を傷つけずに分泌する．

①開口分泌：分泌顆粒が細胞膜と癒合して分泌物のみを放出する．

　ex．唾液腺

②透出分泌：細胞膜を透過して分泌する．

　ex．ステロイドホルモンの分泌

2）離出分泌（アポクリン分泌）

細胞の一部が膨隆し，細胞膜ごとちぎれる．

　ex．乳腺

3）全分泌（ホロクリン分泌）

細胞死を起こし，細胞全体が分泌物になる．

　ex．皮脂腺

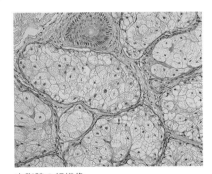

皮脂腺の組織像

（第109回歯科医師国家試験）

Chapter 2

支持組織

Check Point

・結合組織の細胞と細胞外基質について説明できる.
・軟骨組織の特徴と分類について説明できる.
・骨組織の構造, 細胞および発生について説明できる.
・血液の細胞の機能について説明できる.

Ⅰ. 結合組織

結合組織は, 組織や器官の間を埋めて結びつけるものである.

A 結合組織の細胞成分 よくでる

1) 線維芽細胞

コラーゲン線維などの線維成分を産生する.

2) 脂肪細胞

細胞内に脂肪を貯蔵する.

3) 肥満細胞（マスト細胞）

IgE レセプターをもち, 抗原-IgE が結合するとヒスタミンを分泌する.

4) マクロファージ

運動能, 貪食能, 抗原提示能をもつ.

5) 形質細胞

Bリンパ球由来で抗体を産生する. 車軸核をもつ.

6) 白血球

血管から遊走して結合組織に侵入したもの.

B 結合組織の細胞外基質

1) コラーゲン線維

結合組織で最も多い．機械的に強靭な線維で，特に引張り力に強い．

2) 細網線維

コラーゲンの幼若型でⅢ型コラーゲンが多く含まれている．渡銀染色に染まる．

3) 弾性線維

弾力に富む線維で，エラスチンというタンパク質で構成される．

C 結合組織の種類

1) 線維性結合組織

①疎性結合組織

コラーゲン線維が比較的少ない結合組織で，身体の諸構造をゆるくつないでいる．ex. 皮下組織

②密性結合組織

コラーゲン線維が密に配列する結合組織で，機械的な強い牽引力に耐えることができる．ex. 真皮，腱，靱帯

CHECK!

腱は密性結合組織に分類され，線維芽細胞とⅠ型コラーゲンが豊富である．

2) 脂肪組織

脂肪細胞の集団がつくる組織で，余分なエネルギーを貯蔵するほか，器官を保護するクッションとして働く．ex. 皮下脂肪，腸間膜の脂肪

3) 弾性組織

弾性線維が豊富な

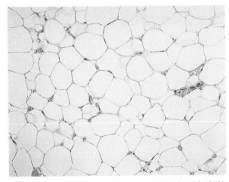

脂肪組織の組織像　（第 109 回歯科医師国家試験）

支持組織

組織で，ゴムのような弾力を必要とする部位にみられる．ex. 動脈の中膜

4）細網組織

　細網線維が豊富な組織で，リンパ性器官でみられる．ex. 脾臓，骨髄，リンパ節

5）膠様組織

　グリコサミノグリカンが豊富である．ex.　胎児の臍帯

Ⅱ. 軟骨組織

A 軟骨組織の特徴

・軟骨基質内には血管，
　神経が存在しない．
・軟骨特有のⅡ型コ
　ラーゲンを含む．
・アグリカンなどのプ
　ロテオグリカンが多
　い．

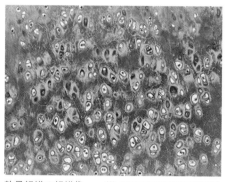

軟骨組織の組織像　　（第108回歯科医師国家試験）

B 軟骨組織の分類 よくでる

1）硝子（ガラス）軟骨

　人体で最も広く分布する軟骨で，Ⅱ型コラーゲンとプロテオグリカンにより構成される．ex. 鼻の軟骨，甲状軟骨，気管軟骨，肋軟骨，関節軟骨，成長板

2）線維軟骨

　Ⅰ型コラーゲンを多量に含む軟骨で，密性結合組織に似ているが，血管がなく，プロテオグリカンが多い点で異なる．ex. 椎間円板，恥骨結合

3）弾性軟骨

　弾性線維を多量に含むため弾力がある軟骨．ex. 耳介，喉頭蓋

CHECK!

弾性軟骨は耳介や喉頭蓋のように，変形させても
元に戻る部位（弾性を示す部位）に存在する．

Ⅲ．骨組織

A 骨芽細胞と骨細胞

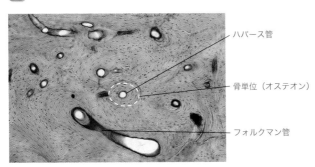

ハバース管

骨単位（オステオン）

フォルクマン管

皮質骨の組織像

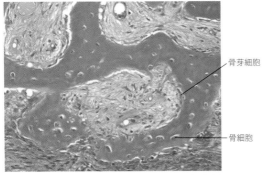

骨芽細胞

骨細胞

骨組織の拡大像 　　（第108回歯科医師国家試験）

・骨形成を行う細胞で，Ⅰ型コラーゲン，オステオカルシン，オステオ

ポンチンなどの骨基質タンパク質を産生する.

・細胞膜にアルカリホスファターゼをもつ.

B 破骨細胞 よくでる

1）骨吸収を行う多核巨細胞

・明帯で骨基質に接着し，波状縁で骨吸収を行う.

・吸収された骨のくぼみをハウシップ（Howship）窩とよぶ.

・酒石酸抵抗性酸ホスファターゼ（TRAP：tartrate resistant acid phosphatase）を産生する.

・カルシトニンレセプターをもつ.

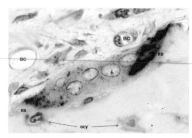

酒石酸抵抗性酸ホスファターゼ（TRAP）陽性の破骨細胞
（小澤，新骨の科学，第2版，2016）
多核巨細胞である破骨細胞は TRAP 陽性顆粒が波状縁（RB）側の細胞質に集積している．BC：血管，ocy：骨細胞．

2）骨吸収のメカニズム

①細胞質で炭酸脱水酵素（II型）によりプロトンを産生し，波状縁の細胞膜のプロトンポンプとクロライドチャネルにより塩酸を分泌して，ハイドロキシアパタイトを溶かす.

②骨基質のコラーゲンはカテプシン K と MMP-9 により分解する.

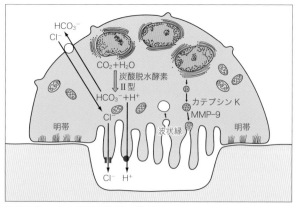

破骨細胞による骨吸収機構の模式図

C 骨基質の組成

1）無機成分（約70%）

ハイドロキシアパタイト　$Ca_{10}(PO_4)_6(OH)_2$

2）有機成分（約20%）

①Ⅰ型コラーゲン（有機成分の約90%）

②非コラーゲン性タンパク質（オステオカルシン，オステオポンチンなど）

③プロテオグリカン（デコリン，バイグリカンなど）

3）水分（約10%）

D 骨の石灰化機構

1）初期石灰化（基質小胞性石灰化）

骨芽細胞が形成する基質小胞の細胞膜にはアルカリホスファターゼ（ALP）が存在する．この酵素はピロホスファターゼとして作用し，石灰化阻害物質で

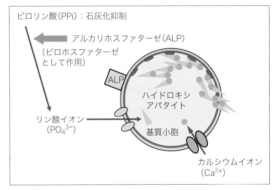

初期石灰化の模式図

あるピロリン酸を分解することにより，リン酸イオン濃度を高めて基質小胞内に取り込む．また，基質小胞はカルシウムイオンも取り込むことができ，基質小胞内のリン酸イオンとカルシウムイオンの濃度が上昇して，ハイドロキシアパタイトが形成される．

2）添加的石灰化（コラーゲン性石灰化）

基質小胞内のハイドロキシアパタイト結晶は成長し，その細胞膜を破る．基質小胞外の組織液にはリン酸イオンとカルシウムイオンが豊富に

支持組織

含まれているため，ハイドロキシアパタイト結晶の数は増加して石灰化小球を形成する．やがて，石灰化小球に接したコラーゲンへと石灰化は移行する．いったん，コラーゲンの石灰化が開始されると，骨芽細胞がコラーゲンを分泌すれば自然と骨の石灰化が進行する．

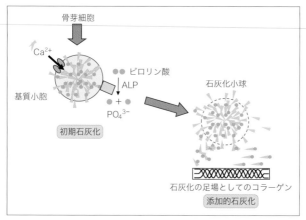

初期石灰化と添加的石灰化の模式図

E 骨の発生　よくでる　(→ p.84 のコラムも参照)

胎生期の骨の発生様式には膜内骨化と軟骨内骨化の2種類がある．

1) 膜内骨化

未分化間葉細胞が骨芽細胞に分化し，骨基質を形成して骨が発生する様式である．

ex. 頭蓋冠，頬骨，鼻骨，上顎骨，下顎骨体部，鎖骨

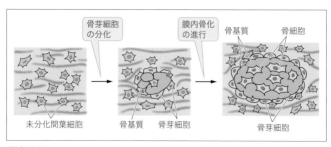

膜内骨化

2) 軟骨内骨化

　まず硝子軟骨が形成され，次いで血管の侵入とともに軟骨基質が吸収されて骨に置き換えられる骨化様式である．また，軟骨細胞の増殖と分化は副甲状腺ホルモン関連タンパク（parathyroid hormone-related protein：PTHrP）により調節されている．

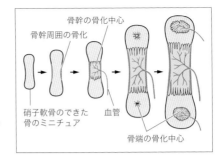

軟骨内骨化

　　ex. 頭蓋底の骨（篩骨，蝶形骨など），四肢の骨（大腿骨，上腕骨など），椎骨

Ⅳ．血液と骨髄

A 赤血球

・組織へ酸素を運搬する．

・ヘモグロビンが酸素と結合する．

・ **大きさ**：直径 $8\,\mu$L

・ **数**：男性 約 500 万個 $/\mu$L，女性 約 450 万個 $/\mu$L

・ **寿命**：約 120 日（脾臓，肝臓，骨髄のマクロファージが処理）

・ **ヘマトクリット**：血液中で赤血球が占める割合

B 白血球　よくでる

1）顆粒白血球

（1）好中球（白血球の約 60 〜 70％）

・分葉核をもち，淡いピンクに染まる顆粒をもつ．

・アズール顆粒にはリソソーム酵素が含まれている．

・運動能と貪食能を有し，急性炎症時に増加する．

（2）好酸球（約 2 〜 4%）

・酸性色素（赤色）に染まる顆粒をもつ.

・アレルギー疾患や寄生虫感染で増加する.

（3）好塩基球（約 0.5%）

・塩基性色素（青紫）に染まる顆粒をもつ.

・顆粒にはヒスタミンやヘパリンが含まれており，アレルギーの際に放出される.

・肥満細胞（マスト細胞）と類似の特徴を示す.

2）リンパ球（約 25%）

（1）B リンパ球：骨髄（bone marrow）由来

・体液性免疫に関連する.

・形質細胞に分化して抗体を産生する.

（2）T リンパ球：胸腺（thymus）由来

・細胞性免疫に関連する.

3）単球（約 5%）

・U 字形の核をもつ.

・マクロファージに分化して，貪食能と抗原提示能を有するようになる.

C 血小板

・血管損傷時に凝集して血栓を形成する.

・**大きさ**：直径 2 〜 4 μm の細胞片（骨髄の巨核球に由来）

・**数**：約 25 万個 /μL

・**寿命**：約 10 日

D 骨髄 よくでる

・出生後は骨髄が唯一の造血器官である．胎生期は骨髄，肝臓，脾臓で造血が行われる.

 CHECK!

骨髄は加齢に伴い造血能は低下し，脂肪細胞が増加して黄色骨髄になる.

Chapter 3

筋組織

Check Point

・筋組織の分類，特徴と存在部位を説明できる.

・骨格筋の収縮機構について説明できる.

Ⅰ. 横紋筋

A 骨格筋：随意筋

1）骨格筋の構造

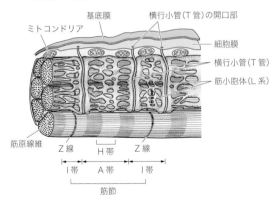

図中ラベル：
- ミトコンドリア
- 基底膜
- 横行小管（T管）の開口部
- 細胞膜
- 横行小管（T管）
- 筋小胞体（L系）
- 筋原線維
- Z線　H帯　Z線
- I帯　A帯　I帯
- 筋節

2）骨格筋の収縮機構

①神経筋接合部で神経からアセチルコリンが分泌される.

②筋細胞のアセチルコリンレセプターと結合し，細胞膜の興奮が起こる.

③細胞膜の興奮は横行小管（T管）を伝わり，筋小胞体を刺激する.

④筋小胞体から Ca^{2+} が放出される.

⑤ Ca^{2+}はトロポニンと結合し，ATP存在下で，アクチンフィラメントとミオシンフィラメントが相互作用し，筋収縮を引き起こす．

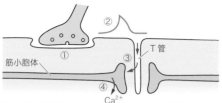

3）白筋と赤筋　　よくでる

（1）白筋：急速な収縮（瞬発力）

　ミトコンドリアが少なく，エネルギー産生能が低いため疲労しやすい．

（2）赤筋：緩徐な収縮

　ミトコンドリアが多く，エネルギー産生能が高いため疲労しにくい．また，酸素結合能があるミオグロビン（赤色）を多く含み，ミトコンドリアにATP産生に必要な酸素を供給できる．

> 赤筋はミオグロビンを多く含むことと関連づけて理解するとよい．

B 心筋：不随意筋

・心臓の壁を構成する筋組織である．

・介在板にはデスモゾームとギャップ結合が存在し，ギャップ結合により調和の取れた筋収縮が可能となる．

・再生能をほとんどもたないため，永久細胞とよばれる．

Ⅱ．平滑筋：不随意筋

・中空性器官の壁を構成する．

　　ex. 消化器，呼吸器，泌尿器，生殖器，血管，リンパ管の壁

・単核細胞がギャップ結合で連結されており，蠕動運動のような調和の取れた筋収縮が可能となる．

Chapter 4

神経組織

Check Point

・神経細胞の構造と特徴を説明できる.

・神経線維の分類と特徴を説明できる.

・神経終末装置の種類と機能について説明できる.

A 神経細胞の構造

　神経細胞は神経細胞体, 樹状突起, 軸索（神経突起）で構成される. 細胞体にみられるニッスル小体は粗面小胞体と遊離リボゾームに相当する.

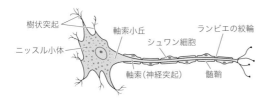

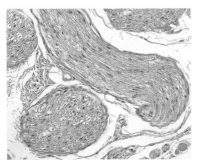

神経線維の組織像

（第 109 回歯科医師国家試験）

B 神経線維の構造

1) 有髄神経線維と無髄神経線維

　シュワン細胞や希突起膠細胞による髄鞘で保護されている神経細胞の突起を有髄神経線維といい，髄鞘がみられないものを無髄神経線維という．髄鞘は絶縁体として働くため，有髄神経線維はランビエの絞輪を介した跳躍伝導が可能で，伝導速度が速い．

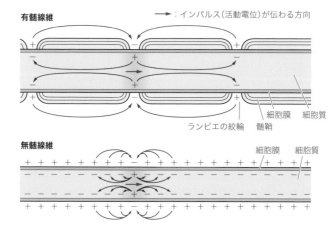

有髄線維　　　　　　　　　　　→：インパルス（活動電位）が伝わる方向

　　　　　　　　　　　　　　　　　　　　　　　　　　細胞膜　　細胞質

　　　　　　　　　　　　ランビエの絞輪　　髄鞘

無髄線維　　　　　　　　　　　　　　　　　細胞膜　　細胞質

2) シュワン（Schwann）細胞

　末梢神経系の支持細胞で，神経細胞の突起を保護し，髄鞘形成にかかわる．発生学的には神経堤に由来する．

C 神経終末の模式図

皮膚や口腔粘膜には温・冷・触・痛覚を感受する知覚神経が分布しており，さまざまな神経終末がみられる.

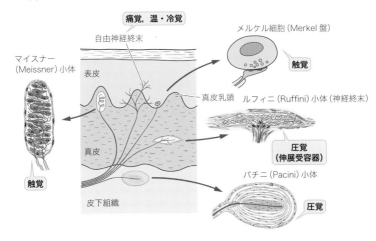

痛覚，温・冷覚
自由神経終末
表皮
真皮乳頭
真皮
皮下組織

マイスナー
(Meissner) 小体
触覚

メルケル細胞 (Merkel 盤)
触覚

ルフィニ (Ruffini) 小体 (神経終末)
圧覚
(伸展受容器)

パチニ (Pacini) 小体
圧覚

D 血液脳関門 (blood-brain barrier)

中枢神経系の支持細胞である星状膠細胞（アストログリア）は血管を包み込むさやを形成し，血管から有害物質が脳に入ってくるのを防いでいる.

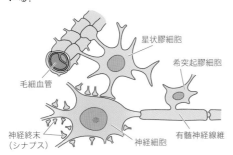

星状膠細胞
希突起膠細胞
毛細血管
神経終末
（シナプス）
有髄神経線維
神経細胞

中枢神経では希突起膠細胞が髄鞘形成にかかわる.

神経細胞も再生能がほとんどなく，心筋細胞と同様に永久細胞と考えられてきたが，近年，神経幹細胞の存在が報告されている.

Chapter 5

リンパ性器官 よくでる

リンパ

Check Point
・リンパ性器官の分類と機能について説明できる.

A 中枢リンパ性器官（一次リンパ性器官）

リンパ球産生の場を中枢リンパ性器官といい，Bリンパ球を産生する骨髄と，Tリンパ球を産生する胸腺をさす.

1）骨髄（bone marrow）

体液性免疫に関与するBリンパ球を産生する.

2）胸腺（thymus）

細胞性免疫に関与するTリンパ球を産生する．Tリンパ球は骨髄由来のTリンパ球前駆細胞が胸腺で成熟したものである.

B 末梢リンパ性器官

リンパ球の活躍の場であり，免疫応答が行われる器官である.

1）リンパ節

・リンパ液中の異物，細菌を取り除く濾過装置である.

・皮質にはリンパ小節が多数存在し，ここでBリンパ球は増殖して活性化され，抗体産生を行う形質細胞への分化を開始する.

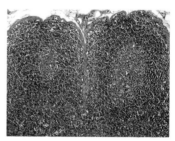

リンパ小節の組織像
（第108回歯科医師国家試験）

2) 扁桃

口腔から咽頭への移行部の粘膜上皮下に存在するリンパ性器官.

ワルダイエル (Waldeyer) 咽頭輪

舌扁桃, 口蓋扁桃, 耳管扁桃, 咽頭扁桃は環状に配列しており, ワルダイエル咽頭輪とよばれ, 口や鼻から入る細菌感染を防御する.

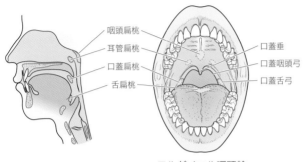

ワルダイエル咽頭輪

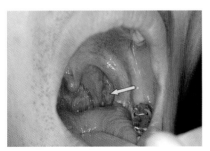
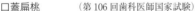

口蓋扁桃 　　（第 106 回歯科医師国家試験）

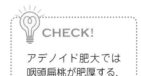

CHECK!

アデノイド肥大では
咽頭扁桃が肥厚する.

3) 脾臓

血管系の免疫学的な濾過器官で, 白脾髄（マルピギー小体）がリンパ小節に相当する.

Chapter 6

消化器系

Check Point
・消化管の構造と機能について説明できる.
・肝臓の構造と機能について説明できる.
・膵臓の構造と機能について説明できる.

Ⅰ. 消化管の一般的な構造

・粘膜上皮の大部分は単層円柱上皮であるが，食道と直腸下部では重層扁平上皮である.

・粘膜固有層と粘膜下層の間には，平滑筋でできている粘膜筋板が存在する.

・筋層の内層は輪走筋，外層は縦走筋でできており，両者の間にはアウエルバッハの筋間神経叢が存在する. また，漿膜上皮は単層扁平上皮に分類される.

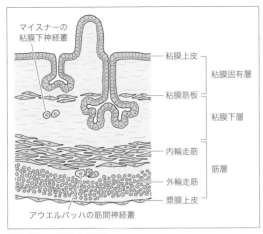

消化管の一般的な構造

Ⅱ. 胃

A 表層粘液細胞

粘液を分泌して，胃酸から胃粘膜を守る．

B 胃底腺

1）主細胞

ペプシノゲンを分泌する．

2）副細胞

粘液を分泌する．

3）壁細胞

塩酸と内因子を分泌する．

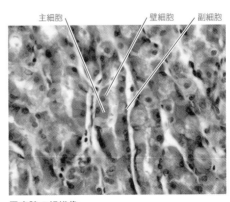

胃底腺の組織像

CHECK! 内因子

内因子はビタミン B_{12} の吸収に必須で，胃癌で胃切除を行うとビタミン B_{12} 欠乏により巨赤芽球性貧血を引き起こす．口腔外科系の問題で，巨赤芽球性貧血に関連したハンター（Hunter）舌炎について問われることがある．

C 幽門腺

1）基底顆粒細胞 ── ガストリン分泌細胞（G細胞）

胃に食物が入り，胃内の pH が上昇するとガストリンを分泌して，壁細胞の塩酸分泌を促進する．

Ⅲ. 小腸（十二指腸，空腸，回腸）

A 小腸の機能

食物の消化と栄養の吸収を行う．

B 腸絨毛

1）吸収上皮細胞

栄養の吸収を行う細胞で，微絨毛により吸収面積を広げている．

2）杯細胞

粘液を分泌する．

C 腸腺（リーベルキューン腺）

1）パネート細胞

リゾチームを分泌する．

2）基底顆粒細胞

セロトニンを分泌する．

3）未分化細胞

吸収上皮や杯細胞に分化する幹細胞である．

D 十二指腸腺 （ブルンネル腺）

　十二指腸の粘膜下層に存在し，アルカリ性の粘液を分泌して，胃酸を中和する．

E 筋層

　内輪走筋と外縦走筋（内輪外縦）

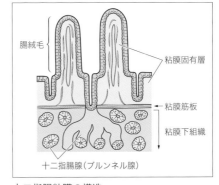

腸絨毛

粘膜固有層

粘膜筋板

粘膜下組織

十二指腸腺（ブルンネル腺）

十二指腸粘膜の構造

Ⅳ. 大腸（盲腸，結腸，直腸）

A 大腸の機能

主に水分の吸収と粘液の分泌により便をつくる．

 コラム：消化管の粘膜上皮の形態

　食物の消化と栄養の吸収を行うため，消化管の粘膜上皮の基本形態は単層円柱上皮であるが，機械的刺激を受ける部位（口腔，咽頭，食道）は重層扁平上皮である．また，直腸下部のように体表に近くなると重層扁平上皮になる．

Ⅴ. 肝臓

A 肝細胞の機能

①脂肪とグリコーゲンの貯蔵

②血漿成分（アルブミン，フィブリノゲン）の合成

③胆汁（胆汁酸 + ビリルビン）分泌

・胆汁酸は脂肪を乳化し，リパーゼ

 CHECK!

皮膚で産生されたビタミン D_3 は肝臓で25位が水酸化される．

が作用できるようにする.

・胆汁の通過障害や肝障害を起こすと，ビリルビンが血中にたまる.

④解毒作用

・毒物，薬物，アルコールを酸化や水酸化により解毒する.

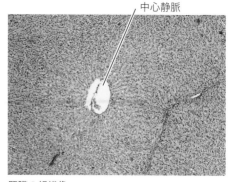

肝臓の組織像

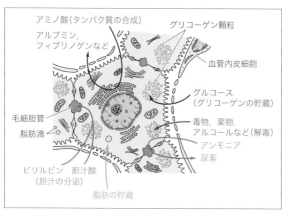

肝細胞の構造と働き

B クッパー（Kupffer）細胞

　肝臓の類洞（洞様毛細血管）内に存在し，血中の異物や老化した赤血球を処理するマクロファージの一種.

 コラム：座薬はなぜよく効くか？

　直腸の中・下部から吸収された薬剤は，内腸骨静脈→総腸骨静脈→下大静脈→心臓→全身へと回る. この経路では薬剤が肝臓での代謝を受けないため，吸収された薬剤は解毒されずに初めての循環においては，そのまま作用できることになる（＝肝臓での初回通過効果を受けない）.

VI. 膵臓

A 外分泌部

・膵液（消化液）を分泌する.

・膵臓は以下のような消化酵素を多量に含むため，死後に自家融解を起こしやすい.

1) アミラーゼ

多糖を分解する.

2) リパーゼ

脂肪を分解する.

3) トリプシノゲン，キモトリプシン

タンパク質を分解する.

B 内分泌部：ランゲルハンス島（膵島）

1) A 細胞

・グルカゴンを分泌する.

・グリコーゲンを分解し，グルコース（ブドウ糖）にする. → 高血糖

2) B（β）細胞

・インスリンを分泌する.

・細胞へのグルコース取り込みを高める. グリコーゲンの貯蔵を促進する. → 低血糖

3) D 細胞

・ソマトスタチンを分泌する.

・インスリンやグルカゴンの分泌を抑制する.

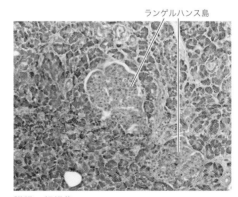

膵臓の組織像

消化器系

Chapter 7

泌尿器系

Check Point

・腎臓の構造と機能について説明できる.

・尿細管における水と Na$^+$ の再吸収機構について説明できる.

I. 腎臓

A 腎臓の機能

・血液中の不要な代謝産物を体外へ排出する.

　　= 水や電解質（Na$^+$, Cl$^-$ など）を選択的に排泄し, 体液量やその組成を保つ

・体液量は血圧と関連するため, 腎臓は血圧調節に重要である.

B 腎単位（ネフロン）

腎小体と尿細管で構成される.

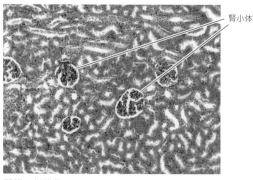

腎小体

腎臓の組織像

1）腎小体

糸球体とボウマン嚢で構成される．

2）血液尿関門

血管内皮細胞，タコ足細胞，それぞれの基底膜により構成され，原尿（1 日あたり 140 ～ 200 L）を産生する．

3）尿細管

・近位尿細管＋ヘンレのループ＋遠位尿細管よりなる．

・1 日あたり 140 ～ 200 L の原尿が産生されるが，約 99％は尿細管と集合管で再吸収され，排泄される尿は約 1.5 L である．

（1）近位尿細管

・微絨毛が発達している．

・水分の約 75％，グルコース，アミノ酸，Na^+，Cl^-を再吸収する．

CHECK!

肝臓で 25 位の水酸化を受けたビタミン D_3 は，近位尿細管でさらに 1α 位が水酸化されて 1α,25(OH)$_2$D$_3$ となり，活性型として作用する．

（2）ヘンレのループ

・Na^+，Cl^-の再吸収と対交流増幅系により水分の約 5％が再吸収される．

（3）遠位尿細管

・水分の約 15％を再吸収する．

・Na^+を再吸収する．副腎皮質から分泌されるアルドステロンにより促進される．

ⓒ 集合管

水分の約 4％を再吸収する．下垂体後葉から分泌されるバゾプレッシン（抗利尿ホルモン）により促進される．

D 糸球体傍細胞

・緻密斑，糸球体外メサンギウム細胞とともに糸球体傍装置を構成する．
・レニンを分泌して血圧調節に関与する．

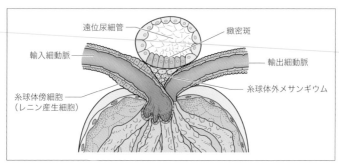

糸球体傍装置

💡 **CHECK!** レニン-アンジオテンシン-アルドステロン系

レニンはタンパク質分解酵素の一種で，アンジオテンシノゲンをアンジオテンシンⅠに転換する．アンジオテンシンⅠはアンジオテンシン変換酵素によりアンジオテンシンⅡに変換され，アンジオテンシンⅡが①血管収縮，②アルドステロン分泌促進，③バソプレッシン分泌促進することにより血圧が上昇する．

Ⅱ．尿路（尿管，膀胱，尿道）

・尿管，膀胱の上皮形態は移行上皮である．
・尿道は膀胱を貫く部分は移行上皮であるが，出口に近い部分では重層扁平上皮である．

Chapter 8

内分泌系

Check Point
・内分泌器官の構造と機能について説明できる.
・内分泌器官から分泌されるホルモンの作用について説明できる.

Ⅰ. 下垂体

下垂体はトルコ鞍に存在する.

A 前葉：腺性下垂体

咽頭の上皮が落ち込んで形成されるラトケ嚢に由来する. 成長ホルモンなどを分泌する.

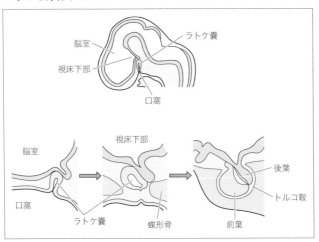

下垂体の発生過程

成長ホルモン

体の成長を促進する.

B 後葉：神経性下垂体

脳由来である．バゾプレッシンなどを分泌する． よくでる

バゾプレッシン（抗利尿ホルモン）（antidiuretic hormone：ADH）

・視床下部の神経細胞が分泌（＝神経分泌）

・集合管での水の再吸収を促進→尿量減少

・細動脈の平滑筋を収縮→血圧を上げる

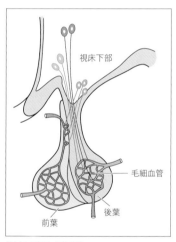

視床下部と下垂体

フェリプレッシン（オクタプレシン）はバゾプレッシンと類似した構造をもつペプチド系の合成薬である．その血管収縮作用を目的にアドレナリンの代わりに局所麻酔薬に添加されたものがある.

Ⅱ．甲状腺 🎯よくでる

A 濾胞上皮細胞

・舌盲孔に由来する．

・サイロキシン（チロキシン）
を分泌する．

サイロキシン（チロキシン）

・基礎代謝を上昇させる（体温
上昇，発汗，頻脈）．

・核内レセプターを介して作用
する．

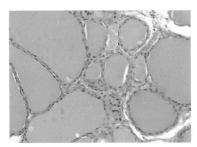

甲状腺の組織像

（第107回歯科医師国家試験）

・バセドウ（Basedow）病：甲
状腺機能亢進症．サイロキシ
ンが過剰に分泌されて全身の代謝が亢進する．

B 濾胞傍細胞（C細胞）

・第五咽頭嚢（鰓後体）に由来する．

・カルシトニンを分泌する．

カルシトニン

・破骨細胞のカルシトニンレセプターに結合して骨吸収を抑制し，血中
カルシウム濃度を低下させる．

Ⅲ．副甲状腺

A 副甲状腺ホルモン（parathyroid hormone：PTH）

1）骨での作用

骨芽細胞のPTHレセプターに結合し，RANKL発現を上昇させる．こ
れにより破骨細胞の分化と活性化がうながされ，骨吸収が促進されて，
血中カルシウム濃度が上昇する．

内分泌系

2）腎臓での作用

　腎臓の尿細管でのカルシウム再吸収促進に加えて，活性型ビタミンD_3産生をうながして小腸からのカルシウム吸収を促進し，血中カルシウム濃度を上昇させる．

Ⅳ．副腎

A　副腎皮質

　ステロイドホルモンを分泌する．

ミネラルコルチコイド（電解質コルチコイド）

　ex. アルドステロン

グルココルチコイド（糖質コルチコイド）

・ストレスで分泌が促進され，血糖，血圧，体温を上昇させる．
・免疫反応を抑制する．

アンドロゲン（男性ホルモン）

B　副腎髄質

・神経堤由来で交感神経系細胞が特殊化した組織である．
・カテコールアミンを分泌する．

カテコールアミン（アドレナリン，ノルアドレナリン）

・心拍数の上昇
・血管収縮による血圧上昇
・血糖上昇

CHECK!　局所麻酔薬になぜアドレナリンが含まれているのか？

　歯科で用いる局所麻酔薬には 1/80,000 濃度のアドレナリンが添加されている．これはアドレナリンの血管収縮作用を利用するもので，麻酔効果時間の延長と出血の減少が期待できる．

内分泌系

Chapter 9

歯の構造

> **Check Point**
> ・歯の組織学的構造と特徴について説明できる.
> ・歯の加齢変化について説明できる.

Ⅰ. エナメル質 (enamel)

A エナメル質の特徴

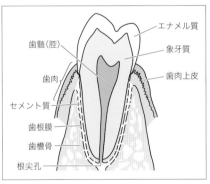

歯と歯周組織

①生体組織で最も硬い:モース硬度 6 〜 7 度（水晶程度）

②組成の 95%以上は無機質（ハイドロキシアパタイト）である.

③熱, 電気の不良導体である.

④血管, 神経を含まない.

⑤再生能がない.

B エナメル質の構造

1）エナメル小柱（enamel prism）

・エナメル質はエナメル小柱が束になって構成される.

・横断面は鍵穴型（keyhole）である.

・1本のエナメル小柱は4つのエナメル芽細胞により形成される.

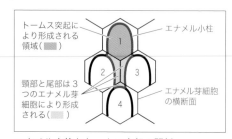

エナメル小柱とトームス突起の関係

（Boyde, 1965 より改変）

2）エナメル質の結晶

・象牙質に比べて大きい.

・エナメル小柱内で結晶の配列が異なる.

・萌出後成熟（post-eruptive maturation）を受ける.

　　→再石灰化によりエナメル質表面の結晶性が向上する.

　　→フッ素イオンを取り込んでフルオロアパタイトとなり，耐酸性が向上する.

C エナメル質の成長線 よくでる

1）横紋

　4 μm 間隔の縞模様で，エナメル芽細胞のサーカディアンリズム（代謝の日内変動）を反映している.

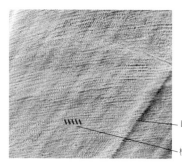

横紋の組織像

歯の構造

2) レッチウス（Retzius）線

・エナメル象牙境からエナメル質
表面に向かって，エナメル質を
斜めに横切る多数の線.

・エナメル質形成が低下した部分
で，7 ～ 10日に1本形成される.

・エナメル質表面にみられる周波
条は，レッチウス線がエナメル
質表面に至った部分に相当する.

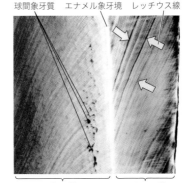

球間象牙質　エナメル象牙境　レッチウス線

象牙質　　　　　　エナメル質

レッチウス線の組織像

（第111回歯科医師国家試験）

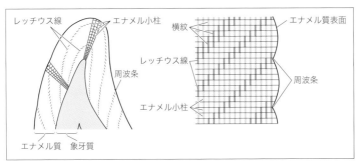

レッチウス線　　　エナメル小柱

周波条

エナメル質　象牙質

エナメル質表面

横紋

レッチウス線

周波条

エナメル小柱

エナメル小柱の横紋とレッチウス線（右は拡大図）

（藤田，歯の組織学，1991 より改変）

CHECK!

レッチウス線がエナメル質表面に達した部位が周波条に相当する.

3) 新産線

　出生前後で環境，栄養状態が急激に変わるため，出生時に一時的にエ
ナメル質形成が低下することによりでき，すべての乳歯と第一大臼歯に
認められる.

歯の構造

新産線は，出生時にエナメル質形成や象牙質形成を開始している歯にみられる．

D エナメル質にみられるその他の構造

1）無小柱エナメル質

　エナメル小柱の構造が不明瞭な領域で，エナメル質表層（約20〜40μm）とエナメル象牙質付近でみられる．形成期エナメル芽細胞のトームス（Tomes）突起の有無と関連する．

2）ハンター・シュレーゲル（Hunter–Schreger）条

　エナメル小柱の走行により，横断面と縦断面が交互に現れるために生じる縞模様で，エナメル質の内側2/3くらいでみられる．下の組織像では横断面が濃く，縦断面が淡くみえる．この濃淡の縞模様がハンター・シュレーゲル条である．

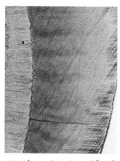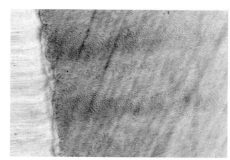

ハンター・シュレーゲル条の組織像（右は拡大図）

3）エナメル叢

　低石灰化のエナメル小柱の束で構成される．エナメル象牙境からエナメル質の厚みの1/10〜1/5くらいのところにみられる．

4）エナメル葉

　エナメル象牙境からエナメル質表面に至る有機質を多く含む構造で，亀裂またはエナメル質形成過程でできる．

歯の構造

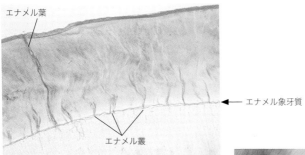

エナメル葉

エナメル象牙質

エナメル叢

エナメル叢とエナメル葉の組織像

5) エナメル紡錘

象牙細管あるいは象牙芽細胞突起がエナメル象牙境を超えてエナメル質に侵入したもので，切縁や咬頭頂のエナメル象牙境付近でみられる．

> エナメル紡錘はエナメル質にみられる構造であるが，象牙芽細胞に由来する．

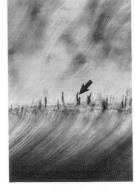

エナメル紡錘の組織像
（第101回歯科医師国家試験）

歯の構造

E エナメル質の加齢変化

①色調が暗くなる．

②再石灰化によりアパタイト結晶間の間隙が狭くなる．

③再石灰化に伴い硬くなる．

④耐酸性が向上する（フルオロアパタイトの形成）．

⑤亀裂が増加する．

⑥切縁や咬合面の咬耗，接触点の摩耗が生じる．

F エナメル質の構造とその臨床的意義

1) 齲蝕の進行

齲蝕はエナメル小柱に沿って進行する． → 齲蝕円錐 と関連する．

CHECK! 齲蝕円錐

・エナメル質の小窩裂溝部では齲蝕は中心に広がるように進行する．
・エナメル質の平滑面では齲蝕は中心に向かって尻すぼみに進行する．
・象牙質ではいずれの部位でも中心に向かって尻すぼみに進行する．

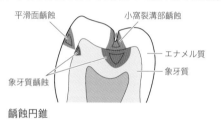

平滑面齲蝕　小窩裂溝部齲蝕
エナメル質
象牙質
象牙質齲蝕
齲蝕円錐

2) エッチング

レジン充塡の際，エッチングを行うことにより歯の表面に凸凹ができ，接着面積を広くできる．

歯の構造

Ⅱ. 象牙質（dentin）

A 象牙質の組成

象牙質の組成は骨に類似している.

- **無機質** ：約70％. ハイドロキシアパタイト結晶の大きさはエナメル質より小さい.
- **有機質** ：約20％. Ⅰ型コラーゲン（有機質の約90％を占める）および非コラーゲン性タンパク質（ホスホホリン，オステオカルシンなど）
- **水分** ：約10％

B 象牙質の分類 🎯よくでる

1）形成された時期と原因を基準にした分類

（1）原生象牙質
　　　（primary dentin）
　咬合前までに形成された象牙質で，外套象牙質と髄周象牙質に分けられる.

（2）第二象牙質
　　　（secondary dentin）
　咬合による刺激（生理的刺激）を受けて形成された象牙質である.

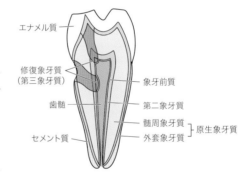

エナメル質
修復象牙質（第三象牙質）
歯髄
セメント質
象牙前質
第二象牙質
髄周象牙質
外套象牙質
原生象牙質

歯の構造

（3）修復象牙質（第三象牙質）（reparative dentin）
　咬耗，摩耗，齲蝕，窩洞形成などの刺激（病的刺激）に反応して形成された象牙質である.

2）象牙細管を基準にした分類

（1）管間象牙質

Ⅰ型コラーゲンが多く，管周象牙質より石灰度が低い．

（2）管周象牙質

Ⅰ型コラーゲンが少なく，管間象牙質より石灰度が高い．

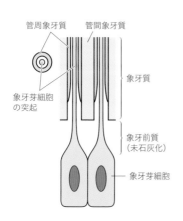

 CHECK!　透明象牙質
　　　　　　　（硬化象牙質）

加齢変化により象牙細管内に管周象牙質が増加し，象牙細管が封鎖されたために，光の屈折率が低下して透明にみえる領域をさす．根尖部付近の歯根象牙質でみられる．

齲蝕の際に象牙細管内に細菌が侵入すると，生体防御反応として象牙細管が封鎖されて透明にみえる．この領域も透明層あるいは透明象牙質とよばれる．

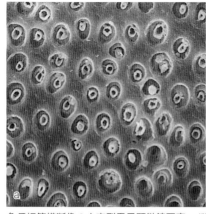

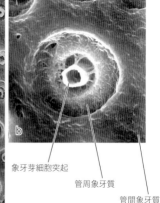

象牙細管横断像の走査型電子顕微鏡写真　（脇田，口腔組織・発生学，第2版，2015）
a ：×1,000，b ：1本の象牙細管横断像の拡大 SEM 像　×20,000

C 象牙質の成長線　よくでる

1) エブネル（Ebner）線

4 μm 間隔の成長線で，象牙質形成は 4 μm/ 日で進行するため，1 日の成長線に相当する．

2) アンドレーゼン（Andresen）線

約 20 μm 間隔の成長線で，約 5 日に 1 本できる．

欧米ではアンドレーゼン線を区別せずにエブネル線としている．

エブネル線の組織像

3) 新産線（→ p.37 を参照）

D 象牙質の石灰化

1) 初期石灰化（基質小胞性石灰化）

外套象牙質形成期にみられ，象牙芽細胞が基質小胞を形成する．
（→ Chapter 2 を参照）

2) 添加的石灰化（コラーゲン性石灰化）

I 型コラーゲンの石灰化が主体で進行する．

特殊な染色により石灰化の進行過程を示す石灰化条がみられ，その様式により球状石灰化と板状石灰化に区別される．

E 象牙質にみられるその他の構造

1) 球間網

象牙質の石灰化が鐘状に進行し，互いに接した部位に形成される網目構造．石灰化のよい部分で，ゆっくりと石灰化が進行するときにできる．

44

2）球間区（球間象牙質）

　石灰化球の間に形成される未石灰化の領域で，象牙質形成と石灰化が急激に進行するときにできる.

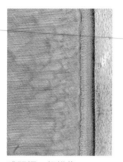

球間網の組織像

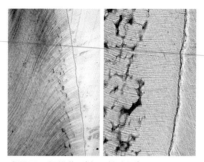

球間区の組織像（右は拡大図）

3）オーエン（Owen）外形線

　球間区を連ねたラインとする考え方と，病気などの栄養障害で象牙質形成が一時的に低下してできたラインとする2つの考え方がある.

4）トームス（Tomes）の顆粒層

　歯根象牙質のセメント質直下でみられる構造で，ループ状になった象牙細管の末端が膨隆したものと小さな球間区に相当するものがある.

5）死帯

　咬耗，齲蝕などで強い刺激が加わると，象牙芽細胞が死んで象牙細管のみが残る. この領域が黒くなってみえ，死帯という. 歯髄側には修復象牙質が形成されていることが多い.

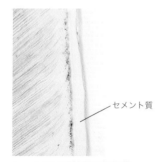

セメント質

トームスの顆粒層の組織像

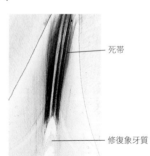

死帯

修復象牙質

死帯の組織像

Ⅲ．歯髄（pulp）

A 歯髄の組織構造

①象牙芽細胞層：歯髄の最表層で象牙芽細胞により構成され，象牙前質に接している．

②細胞希薄層（ワイル Weil 層）：象牙芽細胞層の下に位置する歯髄細胞の密度が低い領域．

③細胞稠密層：細胞希薄層の下に位置する歯髄細胞の密度が高い領域．

④ラシュコフ（Raschkow）の神経叢：細胞希薄層から細胞稠密層のあたりでみられる知覚神経線維の神経叢．

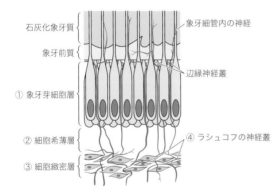

石灰化象牙質

象牙前質

① 象牙芽細胞層

② 細胞希薄層

③ 細胞緻密層

象牙細管内の神経

辺縁神経叢

④ ラシュコフの神経叢

歯
の
構
造

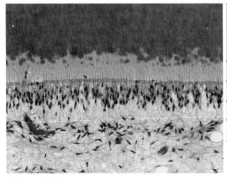

象牙質

象牙前質

象牙芽細胞層

細胞希薄層

細胞稠密層

歯髄の組織像

B 歯髄の細胞

1）象牙芽細胞

Ⅰ型コラーゲンを主体とした象牙質の有機成分を合成・分泌する.

2）線維芽細胞

歯髄の中で最も多く，歯髄のⅠ型コラーゲン，Ⅲ型コラーゲンやプロテオグリカンを合成・分泌する.

3）未分化間葉細胞

象牙芽細胞が死滅した際に分化して骨様象牙質を形成する.

4）免疫担当細胞

マクロファージ，樹状細胞，リンパ球.

5）その他

血管や神経を構成する細胞.

C 歯髄の細胞外基質

Ⅰ型コラーゲン，Ⅲ型コラーゲン，プロテオグリカン.

D 歯の疼痛

三叉神経支配で，すべての刺激を痛みとして感じる.

1）象牙質への刺激に対する痛み

・鋭い痛みで，Aδ線維（有髄神経線維）による.

・自由神経終末が象牙芽細胞突起に接して存在する.

・動水力学説（hydrodynamic theory）

・知覚受容複合体説（mechanoreceptive complex theory）

2）歯髄の痛み

・鈍い痛みで，C線維（無髄神経線維）による.

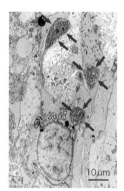

象牙芽細胞と自由神経終末（赤矢印）を示す電顕像
（第106回歯科医師国家試験）

E 象牙質・歯髄複合体の機能 よくでる

①歯に生物活性を与える：血管により酸素や栄養を供給する.

②神経で痛みを感受する.

③形成能：象牙質を形成する.

④防御能：外的刺激に対して透明象牙質を形成して象牙細管を封鎖する.

⑤修復能：病的刺激に反応して修復象牙質を形成する.

F 象牙質・歯髄複合体の加齢変化 よくでる

①歯髄腔の狭窄：第二象牙質や修復象牙質の形成により，歯髄腔の容積
　は減少する.

②象牙芽細胞の萎縮

③歯髄の線維化：歯髄細胞が減少し，Ⅰ型コラーゲンが増加する.

④歯髄の石灰化（石灰変性）：歯髄結石（象牙粒）が増加する.

⑤神経線維の減少

⑥透明象牙質（硬化象牙質）の増加

IV. セメント質 (cementum)

A セメント質の機能

①歯根象牙質を被覆する硬組織

②歯を歯槽内に固定，支持する歯根膜線維の付着装置

B セメント質の厚さ

- ・ 歯頸部 ：30 〜 60 μm
- ・ 根尖部 ：150 〜 200 μm

 コラム：なぜ根尖部のセメント質は厚いのか？

　咬頭や切縁が咬耗すると，咬合高径を保つために歯はわずかに挺出する．これ
に伴って根尖部に代償性にセメント質形成が生じるため厚くなると考えられる.

歯の構造

C セメント質の組成

- **無機成分**：約65%（象牙質よりやや軟らかい），ハイドロキシアパタイト
- **有機成分**：約25%．Ⅰ型コラーゲン，オステオポンチン，オステオカルシンなど
- **水分**：約10%

D セメント質の分類

1）セメント細胞の有無による分類

（1）無細胞セメント質

　基質内にセメント細胞を含まない．

　最初に形成されるセメント質はセメント細胞を含まないため，原生セメント質は無細胞セメント質に分類される．

（2）有細胞セメント質

　基質内にセメント細胞が存在し，根尖部に多くみられる．

2）セメント質を構成する線維による分類

（1）外来線維性セメント質

　歯根膜の線維芽細胞が産生したコラーゲン線維のみから

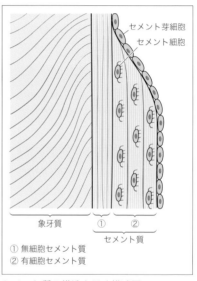

① 無細胞セメント質
② 有細胞セメント質

セメント質の構造を示す模式図

構成される．線維は歯根表面にほぼ垂直して走行する＝シャーピー（Sharpey）線維．

（2）固有線維性セメント質

　セメント芽細胞が産生したコラーゲン線維のみから構成される．線維は歯根表面にほぼ平行に走行する．

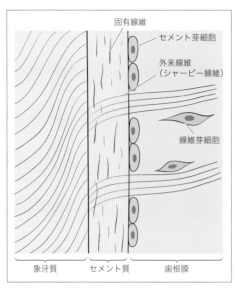

セメント質を構成する線維

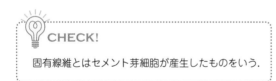

CHECK!

固有線維とはセメント芽細胞が産生したものをいう.

細胞性固有線維性セメント質とは有細胞で固有線維のみで構成されるセメント質のことで，修復セメント質でみられる.

(3) 混合線維性セメント質

外来線維と固有線維から構成される.

ほとんどのセメント質はこのタイプで，有細胞セメント質，無細胞セメント質の両者でみられる.

E セメント-エナメル境

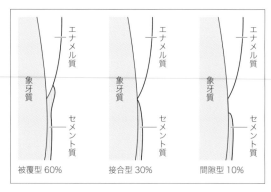

セメント-エナメル境
の模式図
（平井, 歯の組織・発生
学, 1995 より改変）

被覆型 60%　接合型 30%　間隙型 10%

・被覆型（セメント質がエナメル質を覆っている）：約 60%

・接合型（セメント質とエナメル質の辺縁が接している）：約 30%

・間隙型（セメント質とエナメル質が直接接触せず，象牙質が露出して
いる）：約 10%

F セメント質の加齢変化

①表面が不規則になる.

②セメント質の肥厚：
特に根尖部では有細
胞セメント質による
肥厚が顕著である.
セメント質の肥厚に
より歯根膜腔の幅は
やや減少する.

臨床的には歯根膜腔の幅は変
わらないという報告もある.

③深層のセメント小腔
の空洞化

 コラム：なぜセメント細胞は歯根膜
側に細胞突起を伸ばす？

セメント質
内には血管・
神経は存在し
ない. セメン
ト細胞は歯根
膜の血管から
酸素や栄養の
供給を受ける
ため，歯根膜
側に細胞突起
を伸ばすと考
えられる.

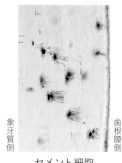

象牙質側　歯根膜側

セメント細胞

歯の構造

歯周組織の構造

Ⅰ. 歯根膜（歯周靱帯）(periodontal ligament)

歯根膜は，セメント質と固有歯槽骨との間に存在する歯と歯槽骨をつなぐ線維性結合組織である.

A 歯根膜の幅

強い咬合力を受けるため，前歯部より臼歯部のほうが広い.

- **歯頸部** ：約 300 〜 400 μm
- **歯根中央部** ：約 150 μm
- **根尖部** ：約 200 μm

B 歯根膜線維の分類 よくでる

1）歯肉線維群

歯頸部周囲にみられ，歯肉と歯根をつなぐ.

2）歯・歯槽線維群

歯根と歯槽骨をつなぐ.

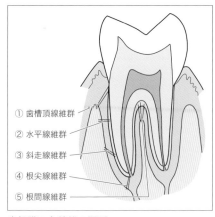

①歯槽頂線維群：挺出力に最も抵抗する.

②水平線維群：水平力に最も抵抗する.

③斜走線維群：咬合力に最も抵抗する.

④根尖線維群：挺出力に最も抵抗する.

⑤根間線維群：挺出力に最も抵抗する.

歯根膜の主線維の配列

C 歯根膜の細胞 よくでる

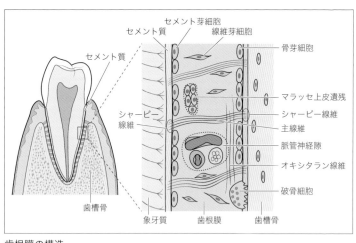

歯根膜の構造

1) 線維芽細胞

Ⅰ型コラーゲンを主体としたコラーゲン線維の形成とともに，老化したコラーゲン線維を吸収・分解する.

歯根膜のコラーゲン線維は咬合力でダメージを受けやすいため, 代謝回転が速い.

2) セメント芽細胞

セメント質の固有線維を形成する.

3) 骨芽細胞

骨形成に関与する.

4) 破骨細胞

骨吸収に関与する.

5) マラッセ (Malassez) 上皮遺残

歯原性上皮であるヘルトウィッヒ (Hertwig) 上皮鞘が残存したものである.

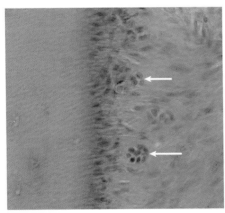

マラッセ上皮遺残　（第 105 回歯科医師国家試験）

6) 未分化間葉細胞

7) 免疫担当細胞

マクロファージ, 樹状細胞, リンパ球

8) その他

血管や神経を構成する細胞. 内皮細胞, 平滑筋細胞, 神経線維, シュワン細胞.

D 歯根膜の細胞外基質

1) 線維成分

（1）コラーゲン線維（主線維）

主にⅠ型コラーゲンで構成され，少量のⅢ型コラーゲンも含む.

（2）オキシタラン線維

歯軸方向に走行する弾性線維系の線維であるが，エラスチンを含まないため弾性線維とは区別されている.

CHECK!

シャーピー（Sharpey）線維は固有歯槽骨（束状骨）やセメント質に埋め込まれた部分をさし，歯根膜の主線維とは区別される. したがって，歯根膜にはシャーピー線維は含まれないことになる.

E 歯根膜の神経

1) 自由神経終末

痛覚をつかさどる.

2) ルフィニ（Ruffini）小体（神経終末）

触圧覚をつかさどる伸展受容器. 遅順応性の受容器である.

F 歯根膜の機能

①支持能：歯を歯槽に支持する.
②緩衝能：咬合圧を緩衝する.
③知覚能：痛覚，圧覚を受容する.
④栄養能：歯根膜に存在するすべての細胞に酸素・栄養を供給する.
⑤修復能：歯周組織を修復する.

G 歯根膜の加齢変化

①歯根膜の幅がやや狭くなる.

歯周組織

②歯根膜細胞（線維芽細胞）の減少．

③主線維の数，太さの減少．

④セメント粒の増加．

歯髄は加齢により線維化し，コラーゲン線維の増加と歯髄細胞の減少が生じる．一方，歯根膜では歯根膜細胞，コラーゲン線維ともに減少する．したがって，すべての加齢変化＝線維化ではなく，「歯髄の線維化」として記憶してほしい．

Ⅱ. 歯槽骨（alveolar bone）

A 歯槽骨の分類

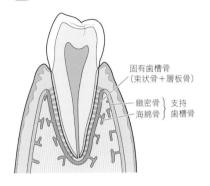

固有歯槽骨
（束状骨＋層板骨）

緻密骨 ｝支持
海綿骨 ｝歯槽骨

歯周組織

1）固有歯槽骨

　歯根膜に接する部位で，歯槽の内壁を構成し，エックス線写真の歯槽硬線に相当する．

（1）束状骨（線維束骨）

　歯根膜に直接接する領域で，シャーピー線維が入り込んでいる．

（2）層板骨

　束状骨を裏打ちする層板状の骨，ハバース（Haverse）層板（骨単位，オステオン）がみられる．

2）支持歯槽骨

（1）緻密骨

頬側，舌側の皮質骨で，厚みは上顎＜下顎，前歯部＜臼歯部となる．

（2）海綿骨

海綿骨周囲には骨髄が存在する．

B 固有歯槽骨の組織構造

束状骨にはシャーピー線維がみられる．層板骨には固有歯槽骨表面に平行に配列する層板構造やハバース層板がみられる．

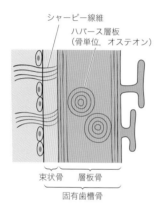

固有歯槽骨のとらえ方には，上記のように①歯槽硬線に相当するという考え方と，②発生学的に歯小嚢由来の領域である束状骨のみを固有歯槽骨とする考え方がある．

C 歯槽骨の加齢変化

①海綿骨の減少

②骨髄の脂肪化

Chapter 11

口腔粘膜の構造

> **Check Point**
> ・口腔粘膜の分類，その特徴および存在部位について説明できる．
> ・口腔粘膜の加齢変化について説明できる．

A 口腔粘膜の分類

1) 被覆粘膜

強い機械的刺激は受けない粘膜（軟らかい部分）で非角化性重層扁平上皮がみられる．

ex. 口唇，頬，歯槽粘膜，舌の下面，口底，軟口蓋

2) 咀嚼粘膜

咀嚼の際に食物が強く当たる粘膜（骨の裏打ちがあり，硬い部分）で角化（錯角化）性重層扁平上皮がみられる．

ex. 歯肉，硬口蓋

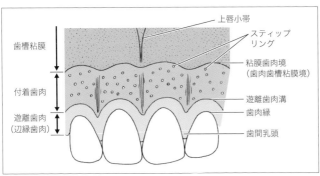

歯と歯肉の区分と名称

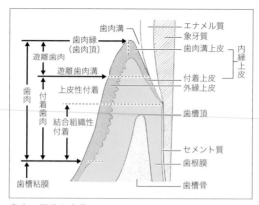

歯肉の区分と名称

付着上皮の特徴として，①ターンオーバーが早いこと，②細胞間隙が広く，歯肉溝滲出液の通路となり，ときに白血球の侵入がみられること，があげられる．

歯肉の大部分の上皮は角化性重層扁平上皮であるが，付着上皮，歯肉溝上皮，歯間乳頭のコルの部分は非角化性重層扁平上皮である．

3）特殊粘膜

舌乳頭がみられ，味を感じる味蕾が存在する．

ex. 舌背

（1）舌乳頭の分類

①糸状乳頭：舌全体を覆う，味蕾（－），角化（＋）

②茸状乳頭：舌尖部に多い，味蕾（＋）

③有郭乳頭：分界溝の前方，味蕾（＋），エブネル（Ebner）腺が開口

④葉状乳頭：舌体後部の側面，味蕾（＋），エブネル腺が開口

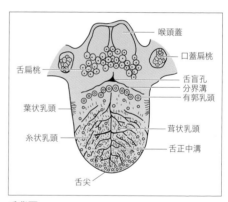

舌背面

（2）味蕾

味を感じる感覚受容器で，舌乳頭（糸状乳頭を除く）のほか，軟口蓋，咽頭，喉頭蓋，喉頭にも存在する．

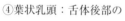

口腔粘膜

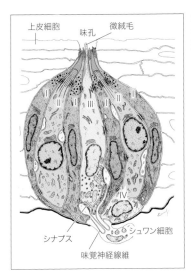

上皮細胞　味孔　微絨毛

シナプス

味覚神経線維

シュワン細胞

味蕾の模式図
(Murray : *J Ultrastruct Mol Struct Res*, 95, 1986)

CHECK!

味覚の神経支配は，舌前2/3は顔面神経（鼓索神経），舌後1/3は舌咽神経，喉頭蓋，喉頭は迷走神経であるが，有郭乳頭と葉状乳頭の味蕾は舌咽神経支配である.

B 上皮にみられる非角質細胞（非ケラチノサイト）

1）ランゲルハンス細胞

有棘層に存在する．抗原提示能（＋）.

2）メルケル細胞

基底層に存在する．触覚を受容する細胞で神経線維と接している．神経堤由来である.

3）メラニン産生細胞（メラノサイト）

基底層に存在する．メラニンを産生する．神経堤由来である.

4）リンパ球，好中球

炎症で侵入する.

C 口腔粘膜の加齢変化

①上皮は薄く平滑になる.
②小唾液腺が萎縮する.
③味蕾が減少する.

口腔粘膜

Chapter 12

唾液腺の構造

・唾液腺の組織学的構造と特徴について説明できる.
・唾液の作用について説明できる.

A 唾液腺の構造

1) 腺房

唾液を産生する腺細胞の集まりである.

神経支配

・交感神経：粘液細胞の分泌を促進
・副交感神経：漿液細胞の分泌を促進

2) 線条部導管

腺房で産生された唾液は線条部で電解質の再吸収と分泌を受ける.

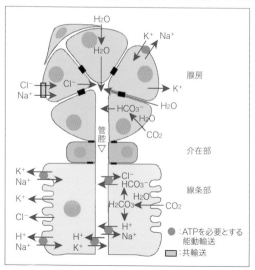

唾液が塩辛くないこと，緩衝作用は重炭酸系であることをイメージすると，この模式図を理解できる.

唾液腺の電解質分泌・再吸収を示す模式図
（天野，口腔組織・発生学，第2版，2015）

唾液腺

3）導管

口腔まで唾液を運ぶ管である.

B 大唾液腺　よくでる

1）耳下腺（parotid gland）

部位：耳の前下方の皮下に存在し，咬筋に接する.

開口部：耳下腺乳頭（上顎第二大臼歯部の頬粘膜）

性状：純漿液腺

分泌量：安静時の全唾液量の約 25％

導管：耳下腺管（ステンセン Stensen 管）

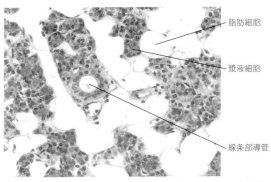

脂肪細胞

漿液細胞

線条部導管

耳下腺の組織像　　　　　　　（第102回歯科医師国家試験）

2）顎下腺（submandibular gland）

部位：顎下三角. 顎下腺は顎舌骨筋の下方に存在し，下顎骨内面の顎下腺窩に接する.

開口部：舌下小丘

性状：混合腺（漿液＞粘液）

分泌量：安静時の全唾液量の約 60 ～ 70％

導管：ワルトン（Wharton）管

3）舌下腺（sublingual gland）

部位：舌下隙. 舌下腺は顎舌骨筋の上方に存在し，下顎骨内面の舌下

　　　　　腺窩に接する.

開口部 ：大舌下腺→バルトリン（Bartholin）管→舌下小丘

　　　　　小舌下腺→リビナス（Rivinus）管→舌下ヒダ

性状 ：混合腺（粘液＞漿液）

分泌量 ：安静時の全唾液量の約5%

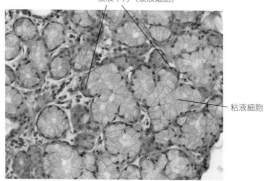

漿液半月（漿液細胞）

粘液細胞

舌下腺の組織像

 CHECK! 大唾液腺の分泌を支配する副交感神経

　耳下腺 ：下唾液核→舌咽神経→耳神経節→耳下腺
　顎下腺と舌下腺 ：上唾液核→顔面神経（鼓索神経）→顎下神経節→顎下
　　　　　　　　　　腺, 舌下腺

 CHECK! 各唾液腺の組織像の特徴

・耳下腺の組織像の特徴は純漿液腺であること, 脂肪細胞が多いことがあ
　げられる.
・顎下腺と舌下腺は混合腺であるので, 漿液半月がみられる.

唾液腺

C 小唾液腺

1）口唇腺

口唇粘膜の粘膜固有層にある混合腺.

2）頬腺

頬粘膜の粘膜固有層にある混合腺.

3）口蓋腺

口蓋粘膜の粘膜固有層にある粘液優位の混合腺. 口蓋小窩に開口する.

4）舌腺

（1）前舌腺

舌尖部の舌下面の粘膜固有層にある混合腺でブランダン・ヌーン（Blandin-Nuhn）腺ともいう.

（2）エブネル（Ebner）腺

有郭乳頭と葉状乳頭下部の粘膜固有層にある純漿液腺.

（3）後舌腺

舌扁桃下の粘膜固有層にある混合腺.

D 唾液の作用

1）食物摂取に関連するもの

①消化作用：アミラーゼ

②咀嚼の補助作用

③嚥下の補助作用

④味覚の補助作用

2）発音の補助作用

3）口腔内環境の維持に関連するもの

①洗浄作用

②殺菌・抗菌作用：IgA，リゾチーム，ペルオキシダーゼなど

③緩衝作用：重炭酸系

④再石灰化作用

唾液腺

Chapter 13

顎関節の構造 よくでる

Check Point
・顎関節の構造と特徴について説明できる.
・顎関節の加齢変化について説明できる.

A 顎関節（temporomandibular joint：TMJ）の構造

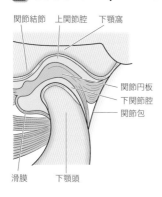

関節結節　上関節腔　下顎窩
関節円板
下関節腔
関節包
滑膜　　下顎頭

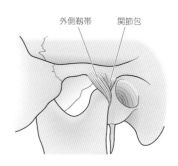

外側靱帯　関節包

1) 下顎頭

　線維軟骨からなり，最表層は線維性結合組織（線維層）で覆われる.

> 線維層の下は，四肢の関節と同様に硝子軟骨であるとする考え方もあるが，多くの教科書は下顎頭の軟骨を線維軟骨に分類している.

2) 下顎窩

　側頭骨に存在する.

3) 関節円板

　密性結合組織（あるいは線維軟骨様組織），下顎の複雑な運動を可能にする.

顎関節

第104回歯科医師国家試験（104A-63）で関節円板を構成する細胞で線維芽細胞を選択させる問題では関節円板を密性結合組織としてとらえている.

4) 上関節腔，下関節腔

関節円板で上下に分けられ，滑液で満たされている.

5) 関節包

関節全体を包む線維性結合組織である.

6) 滑膜

関節包の内側を構成する部分である.

（1）滑膜A細胞

マクロファージ様で貪食能をもつ.

（2）滑膜B細胞

線維芽細胞様で滑液のヒアルロン酸を合成する.

7) 外側靱帯（側頭下顎靱帯）

顎関節を直接補強する.

B 顎関節の運動

滑走運動と蝶番運動を行う.

C 顎関節の加齢変化

①下顎頭の扁平化

②関節結節（関節隆起）の吸収

③海綿骨の減少

④皮質骨の菲薄化

⑤関節円板の線維化

顎関節

Chapter 14

歯の発生

Ⅰ. 歯の発生を理解するための予備知識

A 胚盤胞

　卵管膨大部で受精後, 細胞分裂をくり返して桑実胚となり, やがて胚盤胞腔を有する胚盤胞となって子宮に着床する.

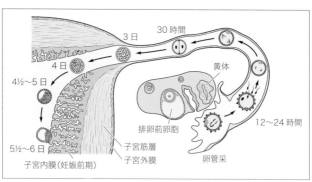

発生第 1 週

　内細胞塊から胎児が発生し, 外細胞塊（栄養膜）から胎盤が形成される.

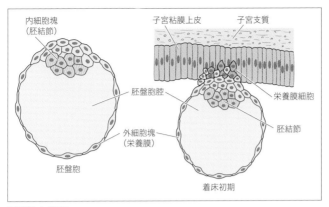

胚盤胞と着床

CHECK! 内細胞塊と胚性幹細胞（ES 細胞：embryonic stem cells）

内細胞塊は身体を構成するすべての細胞になる多分化能を有している．この細胞を採取し，多分化能を維持したまま，増殖できる細胞にクローニングしたものが ES 細胞である．

B 三層性胚盤

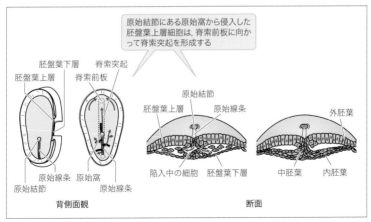

三層性胚盤形成時の胚子　　　　　　　　　（大峡，口腔組織・発生学，第 2 版，2015）

歯の発生

①外胚葉由来：外皮（表皮），脳，脊髄

②内胚葉由来：消化管，肝臓，膵臓，肺

③中胚葉由来：骨，軟骨（ただし頭頸部を除く），筋，結合組織，心臓，血液

（→ p.87 の付録参照）

C 神経堤（neural crest）

神経ヒダの頂縁で神経上皮と体表外胚葉の間にあたる部分．神経管形成後，遊走し，さまざまな細胞に分化する．

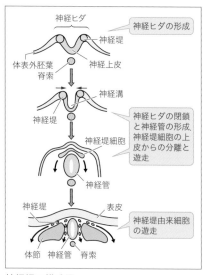

神経堤の模式図

（大峽, 口腔組織・発生学, 第 2 版, 2015）

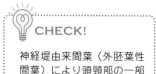

CHECK!

神経堤由来間葉（外胚葉性間葉）により頭頸部の一部の骨と軟骨，象牙質，セメント質，歯根膜は形成される．

D 歯堤と唇溝堤

胎生 6 週頃，口腔粘膜上皮が間葉に向かって増殖し歯堤を形成する．やや遅れて，歯堤の外側にも口腔粘膜上皮に由来する唇溝堤が形成される．

歯の発生

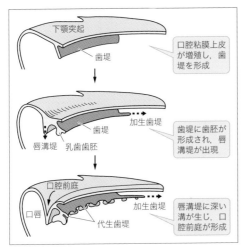

歯堤と唇溝堤および口腔前庭の発生過程を示す模
式図　　　（大峽，口腔組織・発生学，第2版，2015）

外胚葉 →口腔粘膜上皮→歯堤→エナメル器
　　　　　　　　　　　　　↘唇溝堤→口腔前庭

Ⅱ．歯の発生　◉よくでる

　歯は上皮間葉相互作用（epithelial mesenchymal interaction）により
発生する．

　　上皮：口腔粘膜上皮→歯堤→エナメル器→エナメル質
　　間葉：神経堤由来間葉→歯乳頭→象牙質，歯髄
　　（外胚葉性間葉）↘歯小嚢→セメント質，歯根膜，固有歯槽骨

A 歯冠形成

1）蕾状期（bud stage）

　歯堤から伸び出した上皮とその周囲に神経堤由来間葉細胞が集積した
状態．

歯の発生

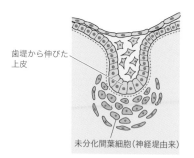

歯堤から伸びた
上皮

未分化間葉細胞（神経堤由来）

2）帽状期（cap stage）

　歯堤に由来する上皮はエナメル器となり，神経堤由来間葉は歯乳頭と
歯小囊に分かれる．エナメル器からエナメル質，歯乳頭から象牙質と歯
髄，歯小囊からセメント質，歯根膜，固有歯槽骨が形成される．

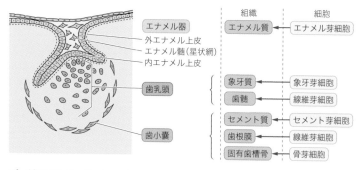

3）鐘状期（bell stage）

　歯胚が大きさを増し，つり鐘のようにみえる．この時期にエナメル質
形成と象牙質形成が行われる．

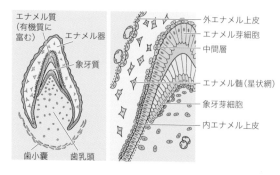

歯の発生

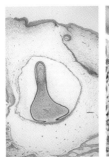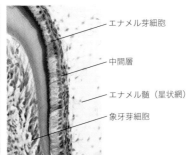

- エナメル芽細胞
- 中間層
- エナメル髄（星状網）
- 象牙芽細胞

鐘状期の組織像（右は拡大図）

 コラム：歯の発生と組織の由来

　歯乳頭はエナメル器に向かって盛り上がった領域（皮膚の真皮乳頭と対応させて連想する），歯小嚢の「嚢」は「ふくろ」という意味なので歯胚全体を取り囲む領域である．あとは，エナメル器，

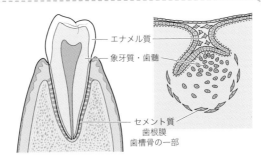

- エナメル質
- 象牙質・歯髄
- セメント質
- 歯根膜
- 歯槽骨の一部

歯乳頭，歯小嚢から発生する組織や細胞については，完成した歯のイメージと対応させるとよい．

B 象牙質形成の特徴

①エナメル質形成に先行して形成開始

②歯乳頭の細胞が象牙芽細胞へ分化：切縁，咬頭頂部のエナメル象牙境から開始し，将来の歯髄側に向かって進行する．

③象牙質の石灰化：初期石灰化には基質小胞が関与する．その後は添加的に石灰化が進行する（I型コラーゲンを主体とした基質形成とコラーゲンへのハイドロキシアパタイトの沈着）．

C エナメル質形成の特徴

①象牙質形成に遅れて形成開始

②内エナメル上皮がエナメル芽細胞に分化：切縁，咬頭頂部のエナメル象牙境から開始し，将来のエナメル質表面に向かって進行する

③2段階の石灰化：基質形成期のエナメル質は弱い石灰化（約30％）で，エナメルタンパク質を多く含む（第一段階）．成熟期に高度に石灰化（95％以上の無機質）したエナメル質が完成する（第二段階）．

CHECK!

形成期のエナメル芽細胞はトームス（Tomes）突起をもち，ここからアメロゲニンなどのエナメルタンパク質を分泌する．また，将来のエナメル質の厚みはこのときに決まる．

CHECK!

成熟期エナメル芽細胞はエナメルタンパク質の脱却とミネラル（カルシウム，リン）の輸送を行う．

D 歯根形成

1) ヘルトウィッヒ上皮鞘 (Hertwig's epithelial sheath)

歯冠形成後に歯頸彎曲の上皮が伸び出したもので，内エナメル上皮と外エナメル上皮で構成される．

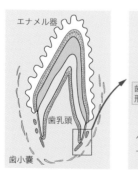

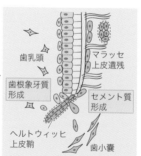

CHECK!

ヘルトウィッヒ上皮鞘はセメント質形成の進行とともに断裂して，マラッセ上皮遺残として歯根膜に残る．

2）2つの上皮間葉相互作用

①ヘルトウィッヒ上皮鞘と歯乳頭の相互作用により，歯根象牙質を形成

②ヘルトウィッヒ上皮鞘と歯小囊の相互作用により，セメント質を形成

E 歯の萌出と交換

1）萌出前期

　顎骨の成長に伴い歯胚が顎骨内で移動する時期である．

2）機能前萌出期

　歯根形成に伴い歯胚が萌出方向に移動を開始し，対合歯と咬合接触するまでの時期である．

　乳歯，大臼歯では破骨細胞による骨吸収が生じ，代生歯では破歯細胞による乳歯の吸収が生じる．

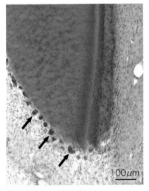

破歯細胞の組織像
（第106回歯科医師国家試験）

CHECK!

破歯細胞は破骨細胞と同様の機構で歯の硬組織を吸収する．また，破歯細胞も単球-マクロファージ系の細胞が癒合して形成され，その分化には RANKL-RANK が重要である．

3）機能的萌出期

　咬合機能を開始後に生じる変化は以下のとおりである．

①顎骨の成長に伴う歯の移動，前歯部の歯軸の唇側傾斜により歯列弓が拡大

②歯根の完成

③咬耗・摩耗を補う歯の挺出

など

歯の発生

Chapter 15

口腔・顔面領域の発生

I．鰓弓（咽頭弓） よくでる

　胎生4週に，頭下部の腹側に生じる左右6対の弓状の隆起で，各鰓弓は脳神経と対応関係がある．

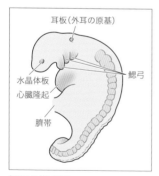

耳板(外耳の原基)

水晶体板
心臓隆起

鰓弓

臍帯

鰓弓の模式図
(平井，歯の組織・発生学，1995より改変)

鰓弓	神経	筋	骨格
第一鰓弓 （顎弓） ・上顎突起 ・下顎突起	Ⅴ．三叉神経 ・上顎神経 ・下顎神経	咀嚼筋（咬筋，側頭筋，内側翼突筋，外側翼突筋），顎舌骨筋，顎二腹筋前腹，口蓋帆張筋，鼓膜張筋	前顎骨，上顎骨，頰骨，側頭骨の一部，下顎骨，キヌタ骨，ツチ骨，前ツチ骨靱帯，蝶下顎靱帯
第二鰓弓 （舌骨弓）	Ⅶ．顔面神経	表情筋（頰筋，耳介筋，前頭筋，広頸筋，口輪筋，眼輪筋），顎二腹筋後腹，茎突舌骨筋，アブミ骨筋	アブミ骨，茎状突起，茎突舌骨靱帯，舌骨小角，舌骨体の上部
第三鰓弓	Ⅸ．舌咽神経	茎突咽頭筋	舌骨大角，舌骨体の下部
第四鰓弓 第五鰓弓 第六鰓弓	Ⅹ．迷走神経 ・上喉頭神経（第四鰓弓支配神経） ・反回（下喉頭）神経（第六鰓弓支配神経）	輪状甲状筋，口蓋帆挙筋，咽頭収縮筋 喉頭内の筋	喉頭軟骨（甲状軟骨，輪状軟骨，披裂軟骨，小角軟骨，楔状軟骨）

（Sadler TW：Langman's Medical Embryology. Lippincott Williams & Wilkins, 2009 より改変）

Ａ 第一鰓弓（顎弓）

・上顎突起，下顎突起となる．

・ **支配神経** ：三叉神経

・ **由来の筋** ：咀嚼筋（咬筋，側頭筋，内側翼突筋，外側翼突筋），顎舌骨筋，顎二腹筋前腹

・ **由来の骨** ：上顎骨，下顎骨

・ **第一鰓弓の軟骨** ：メッケル軟骨

1）下顎骨の発生

①下顎骨体部はメッケル軟骨の外側に膜内骨化により形成される（胎生6週頃）．

②メッケル軟骨は吸収されて，下顎骨の形成に直接的には関与しない．

③メッケル軟骨の後端はツチ骨とキヌタ骨になる．

口腔・顔面の発生

B 第二鰓弓（舌骨弓）

- **支配神経**　：顔面神経
- **由来の筋**　：表情筋（頬筋，眼輪筋，口輪筋など），茎突舌骨筋，顎二腹筋後腹
- **由来の骨**　：舌骨，アブミ骨
- **第二鰓弓の軟骨**　：ライヘルト軟骨

Ⅱ．甲状腺の発生

甲状腺は舌盲孔の上皮が下降して形成される．

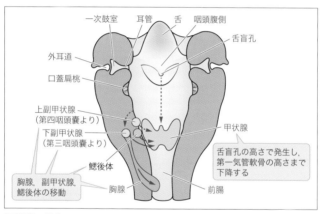

甲状腺の発生

- サイロキシン（チロキシン）を産生する細胞は舌盲孔の上皮に由来し，カルシトニンを産生する細胞は鰓後体に由来する．
- **甲状舌管**　：甲状腺の発生過程で，下降経路に上皮が残存したもの

Ⅲ. 舌の発生

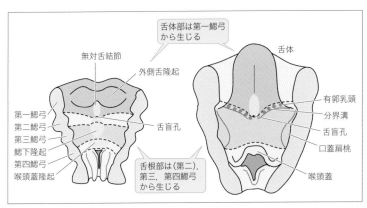

舌の発生　　　　　　　　　　　　　　（天野，口腔組織・発生学，2006 より改変）

Ⓐ 舌体（前 2/3）

・第一鰓弓由来

・ 知覚神経 ：三叉神経

・味覚は顔面神経（鼓索神経）．ただし，有郭乳頭と葉状乳頭の味蕾は舌咽神経支配である．

Ⓑ 舌根（後 1/3）

・第二鰓弓，第三鰓弓，第四鰓弓由来（第二は退化的）

・ 知覚神経 ：舌咽神経，迷走神経

Ⅳ. 唾液腺の発生

　　唾液腺は，開口部に相当する上皮が陥入して形成される．そのため，耳下腺は外胚葉由来，顎下腺と舌下腺は内胚葉由来とされている．

口腔・顔面
の発生

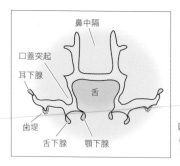

唾液腺の発生開始部位（前頭面観）
(新発生学．日本医事新報社，2012. より改変)

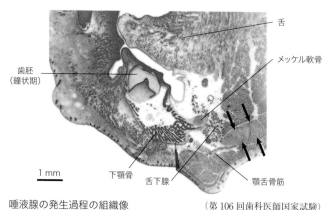

唾液腺の発生過程の組織像

(第106回歯科医師国家試験)

CHECK!

・外胚葉由来：耳下腺
・内胚葉由来：顎下腺，舌下腺

発生過程に生じる口咽頭膜の前後で外胚葉と内胚葉が区別される．したがって，唾液腺が外胚葉と内胚葉のどちらに由来するかは，開口部の上皮の由来によって決まることになる．口咽頭膜の位置について明確に記載されている教科書は少ないが，舌の分界溝のあたりと考えられているようである．

口腔・顔面の発生

　顔面は前頭鼻突起（前頭隆起），内側鼻突起，外側鼻突起，上顎突起，下顎突起により形成される．内側鼻突起と外側鼻突起は前頭鼻突起に由来し，上顎突起と下顎突起は第一鰓弓に由来する．

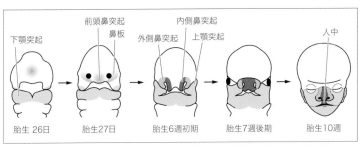

顔面の形成　　　　　　　　　　　　　　　　（大峽，口腔組織・発生学，第2版，2015）

Ⓐ 各突起から形成されるもの

1）前頭鼻突起

　前頭部，鼻根部が形成される．

2）内側鼻突起

　人中，鼻背，鼻尖が形成される．

3）外側鼻突起

　鼻翼が形成される．

4）上顎突起

　頬，上唇の側方部が形成される．

5）下顎突起

　下唇，オトガイ部が形成される．

口腔・顔面
の発生

顔面および口腔・鼻腔の発生
図中の①〜⑤は下表を参照
（本陣良平：人体発生学入門．朝倉書店，東京，1973. をもとに作図，天野，口腔組織・発生学，2006）

B 形成異常

顔面裂の発生

番号	突起	病名
①	上顎突起と内側鼻突起	片側口唇裂
②	上顎突起と外側鼻突起	斜顔裂
③	左右の内側鼻突起	正中上顎口唇裂
④	左右の下顎突起	正中下顎裂
⑤	上顎突起と下顎突起	横顔裂

＊番号は上図参照

81

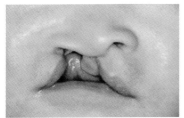

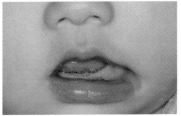

片側口唇裂（第109回歯科医師国家試験）　横顔裂（第114回歯科医師国家試験）

VI. 口蓋の発生　よくでる

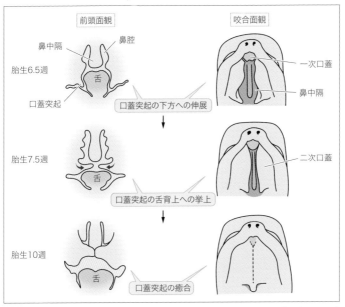

口蓋の形成　　　　　　　　　　　　（大峽，口腔組織・発生学，第2版，2015）

口腔顔面の発生

A 一次口蓋

・内側鼻突起から球状突起ができ，一次口蓋を形成する．

・上顎前歯4本は一次口蓋に形成される．

B 二次口蓋

・上顎突起の内側から伸びた口蓋突起によって発生する.

C 形成異常

1) 顎裂

球状突起と口蓋突起（歯槽骨の部分）の癒合不全により生じる.

2) 口蓋裂

口蓋突起同士の癒合不全により生じる.

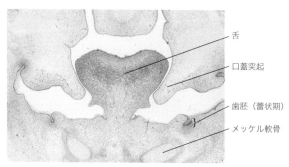

舌

口蓋突起

歯胚（蕾状期）

メッケル軟骨

口蓋の発生過程の組織像

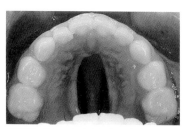

口蓋裂（第110回歯科医師国家試験）

VII. 頭蓋顔面領域の骨の発生 よくでる

A 軟骨内骨化で発生

1）頭蓋底を構成する骨

・篩骨，蝶形骨，後頭骨の前方部，側頭骨の錐体部

2）成長期の軟骨性縫合

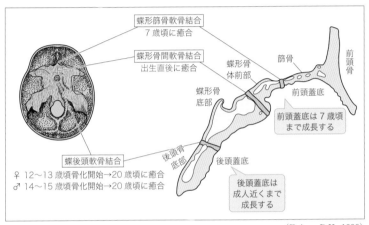

蝶形篩骨軟骨結合
7歳頃に癒合

蝶形骨間軟骨結合
出生直後に癒合

蝶形骨体前部　篩骨　前頭骨

蝶形骨底部　前頭蓋底

前頭蓋底は7歳頃まで成長する

蝶後頭軟骨結合
♀ 12〜13歳頃骨化開始→20歳頃に癒合
♂ 14〜15歳頃骨化開始→20歳頃に癒合

後頭骨底部　後頭蓋底

後頭蓋底は成人近くまで成長する

(Enlow, D.H., 1990)

①蝶形篩骨軟骨結合：7歳頃までに癒合

②蝶形骨間軟骨結合：出生直後に癒合

③蝶後頭軟骨結合：20歳頃に癒合

口腔・顔面の発生

84

B 膜内骨化で発生

1）頭蓋冠と顔面頭蓋

・頭頂骨，前頭骨，側頭骨鱗部，上顎骨，下顎骨の骨体部，鼻骨，頬骨

 コラム：膜内骨化と軟骨内骨化

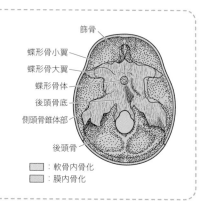

　膜内骨化は鎖骨と頭蓋にみられることを鎖骨頭蓋異形成症と関連づけて押さえる．頭蓋顔面領域の骨が軟骨内骨化，膜内骨化のいずれの様式で発生するかについては，頭蓋底と関節部分は軟骨内骨化，頭蓋冠は膜内骨化という原則を押さえておくとよい．よって，後頭骨，側頭骨，下顎骨は両者で発生すると考えられる．

篩骨
蝶形骨小翼
蝶形骨大翼
蝶形骨体
後頭骨底
側頭骨錐体部
後頭骨

☐：軟骨内骨化
☐：膜内骨化

C 頭蓋骨の発生学的由来

前方の頭蓋骨は神経堤由来，後方は中胚葉由来である．

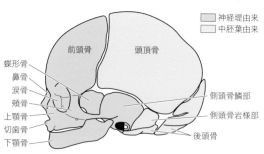

☐ 神経堤由来
☐ 中胚葉由来

蝶形骨，鼻骨，涙骨，頬骨，上顎骨，切歯骨，下顎骨／前頭骨，頭頂骨，側頭骨鱗部，側頭骨岩様部，後頭骨

　頬骨，下顎骨の形成不全，下眼瞼欠損などの症状を示す Treacher-Collins 症候群は神経堤由来細胞の移動，アポトーシスが原因であると考えられている．このことを頭蓋骨の発生由来と関連させると理解しやすい．

口腔・顔面の発生

コラム：頭蓋骨の発生学的由来と骨化様式

　神経堤由来の骨がすべて，骨化様式（膜内骨化，軟骨内骨化）が同じであるとは限らない．そのため，頭蓋骨の発生学的由来と骨化様式は別物としてとらえるほうがよい．

Ⅷ. 顎関節の発生

・第一鰓弓（下顎突起）の頭部神経堤に由来する．
・胎生 8 週頃，神経堤由来間葉細胞が集まる．
・胎生 10 週頃，軟骨形成（二次軟骨としてメッケル軟骨とは区別される）
　→軟骨内骨化
・胎生 12 週頃，下顎骨体と癒合し，関節腔が形成される．

口腔・顔面
の発生

-Memo-

付録① 三胚葉の分化と組織発生を示す模式図

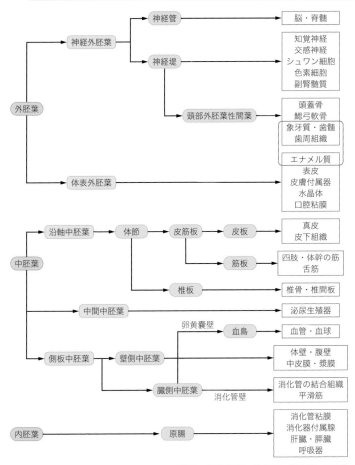

（脇田，口腔組織・発生学，第1版，2006）

■必修の基本的事項

大項目	中項目	小項目	本書対応 Chapter
1　人体の正常構造・機能	ア　全身・口腔の構造と機能	d　組織〔上皮組織，結合〈支持〉組織（血液を含む），筋組織，神経組織〕	Chapter 1, 2, 3, 4
		e　器官系〔骨格系（関節を含む），筋系，呼吸器系，循環器系〈脈管系〉，消化器系，造血器系，泌尿器・生殖器系，神経系，内分泌系，感覚器系〕	Chapter 5, 6, 7, 8, 9, 10, 11, 12, 13
5　人体の発生・成長・発達・加齢変化	ア　人体の発生	a　生殖子形成，排卵，受精，着床，二層性胚盤，三層性胚盤，胚子期，胎児期	Chapter 14, 15

■歯科医学総論

大項目	中項目	小項目	本書対応 Chapter
総論Ⅱ　正常構造と機能，発生，成長，発達，加齢			
1　細胞・組織・器官の構造と機能	ア　皮膚・粘膜系	a　表皮・粘膜上皮，真皮，粘膜固有層，皮下組織，粘膜下組織	Chapter 1, 2
		b　付属器	Chapter 1
	イ　運動・骨格系	a　骨・軟骨（骨の連結を含む）	Chapter 2
		b　筋	Chapter 3
	オ　消化器系	a　消化管	Chapter 6
		b　肝臓，胆道，膵臓	Chapter 6
	カ　造血器系	a　骨髄，造血幹細胞	Chapter 2
	キ　泌尿器・生殖器系	a　腎臓，尿路	Chapter 7
		c　生殖器	Chapter 14
	ク　神経系	a　ニューロン，グリア	Chapter 4
	ケ　内分泌系	a　内分泌器官	Chapter 8
		b　ホルモンの合成・分泌・作用	Chapter 8

大項目	中項目		小項目		本書対応 Chapter
4 頭頸部の構造	イ系	頭頸部の骨格	b	頭蓋骨（関節，靱帯を含む）	Chapter 13
	オ系	頭頸部の内臓	a	口腔	Chapter 11
			b	唾液腺	Chapter 12
			c	舌，扁桃	Chapter 5, 11
5 歯と歯周組織の構造	イ	組織と性状	a	エナメル質，象牙質，歯髄	Chapter 9
			b	歯周組織	Chapter 10
6 口腔・顎顔面の機能	カ	唾液分泌	a	唾液の性状と機能	Chapter 12
			b	唾液の分泌機構	Chapter 12
7 人体の成長・発達・加齢変化	エ	口腔・顎顔面の加齢変化	a	器質的変化	Chapter 9, 10
8 口腔・顎顔面の発生・成長・発育	ア	頭頸部の形成	a	鰓弓〈咽頭弓〉	Chapter 15
			b	顎顔面（口蓋，顎関節を含む）	Chapter 15
			c	舌，唾液腺	Chapter 15
	イ	歯・歯周組織の形成と歯の萌出	a	歯胚の形成	Chapter 14
			b	歯の硬組織形成	Chapter 14
			c	歯周組織形成	Chapter 14
			d	歯の萌出	Chapter 14
	ウ	骨組織代謝	a	軟骨内骨化，膜内〈膜性〉骨化	Chapter 2, 15
			b	形成，吸収，改造〈リモデリング〉	Chapter 2
			c	石灰化機構	Chapter 2

Chapter 1～8

1) 牛木辰男：入門組織，改訂第2版. 南江堂，東京，2013.
2) 内山安男監訳：組織細胞生物学. 南江堂，東京，2006.
3) 坂井建雄，川上速人監訳：ジュンケイラ組織学，第4版. 丸善出版，東京，2015.
4) 白井敏雄監訳：カールソン人体発生学—分子から個体へ. 西村書店，東京，2002.
5) 須田立雄，小澤英浩，髙橋榮明：新骨の科学，第2版. 医歯薬出版，東京，2016.
6) 瀬口春道ほか訳：ムーア人体発生学，原著第8版. 医歯薬出版，東京，2011.
7) 藤田尚男，藤田恒夫：標準組織学各論，第4版. 医学書院，東京，2010.
8) 藤田尚男，藤田恒夫：標準組織学総論，第5版. 医学書院，東京，2015.
9) 藤田尚男，藤田恒夫：標準組織学各論，第5版. 医学書院，東京，2017.
10) 藤本十四秋著：医学要点双書 発生学第6版. 金芳堂，京都，2010.
11) 藤本豊士，牛木辰男：カラーアトラス機能組織学. 南江堂，東京，2001.
12) 安田峯生，山田重人訳：ラングマン人体発生学，第11版. メディカル・サイエンス・インターナショナル，東京，2016.
13) 宇田川信之：歯科国試パーフェクトマスター口腔生化学. 医歯薬出版，東京，2017.

Chapter 9～15

1) 相磯貞和訳：ネッター発生学アトラス. 南江堂，東京，2008.
2) 磯川桂太郎ほか編：カラーアトラス口腔組織発生学，第4版. わかば出版，2016.
3) 塩田浩平著：カラー図解 人体発生学講義ノート. 金芳堂，京都，2015.
4) 清水典佳・鈴木里奈著：歯科国試パーフェクトマスター歯科矯正学. 医歯薬出版，東京，2016.
5) 白井敏雄監訳：カールソン人体発生学—分子から個体へ. 西村書店，東京，2002.
6) 白澤信行編著：新発生学. 日本医事新報社，東京，2012.
7) 瀬口春道ほか訳：ムーア人体発生学原著第8版. 医歯薬出版，東京，2011.
8) 谷垣伸治，谷垣礼子訳：クイックレビュー臨床発生学. 丸善出版，東京，2013.
9) 田畑　純編著：口腔の発生と組織，改訂3版. 南山堂，東京，2015.
10) 平井五郎ほか：歯の組織・発生学. 医歯薬出版，東京，1995.
11) 藤田恒太郎：歯の組織学. 医歯薬出版，東京，1991.
12) 藤本十四秋著：医学要点双書 発生学，第6版. 金芳堂，京都，2010.
13) 安田峯生，山田重人訳：ラングマン人体発生学，第11版. メディカル・サイエンス・インターナショナル，東京，2016.
14) 脇田　稔ほか編：口腔組織・発生学，第1版. 医歯薬出版，東京，2006.
15) 脇田　稔ほか編：口腔組織・発生学，第2版. 医歯薬出版，東京，2015.

【著者略歴】
中村 浩彰
（なか むら ひろ あき）

1962 年　新潟県に生まれる
1986 年　新潟大学歯学部卒業
1990 年　新潟大学大学院歯学研究科修了
1990 年　新潟大学歯学部助手
1999 年　岡山大学歯学部助教授
2004 年　松本歯科大学歯学部教授，現在に至る

歯科国試パーフェクトマスター
口腔組織・発生学　第2版　　　　　　ISBN978-4-263-45876-1

2017 年 8 月 10 日　第 1 版第 1 刷発行
2021 年 4 月 25 日　第 1 版第 4 刷発行
2022 年 7 月 10 日　第 2 版第 1 刷発行

著　者　中　村　浩　彰
発行者　白　石　泰　夫
発行所　医歯薬出版株式会社

〒113-8612　東京都文京区本駒込1－7－10
TEL.（03）5395−7638（編集）・7630（販売）
FAX.（03）5395−7639（編集）・7633（販売）
https://www.ishiyaku.co.jp/
郵便振替番号 00190−5−13816

乱丁，落丁の際はお取り替えいたします　　　　印刷・あづま堂印刷／製本・皆川製本所